NOTICE

SUR LA GALE

ET

SUR L'ANIMALCULE QUI LA PRODUIT.

Paris. — RIGNOUX, Imprimeur de la Faculté de Médecine, rue Monsieur-le-Prince, 31.

NOTICE
SUR LA GALE

ET

SUR L'ANIMALCULE QUI LA PRODUIT,

PAR

Eugène LANQUETIN,

Docteur en Médecine de la Faculté de Paris,
ancien Élève de l'hôpital Saint-Louis.

Avec Planches gravées.

SECONDE ÉDITION.

PARIS.

J.-B. BAILLIÈRE ET FILS,

LIBRAIRES DE L'ACADÉMIE IMPÉRIALE DE MÉDECINE,

RUE HAUTEFEUILLE, 19.

Londres. — Chez H. BAILLIÈRE, 219, Regent-Street.
New-York. — Chez H. BAILLIÈRE, 290, Broadway.
Madrid. — Chez BAILLY-BAILLIÈRE, 11, Calle del Principe.

1859

Paris. — RIGNOUX, Imprimeur de la Faculté de Médecine, rue Monsieur-le-Prince, 31.

A M. ALPHÉE CAZENAVE,

Médecin de l'hôpital Saint-Louis, etc.

Puisse le maître trouver dans ce travail le fruit de son enseignement éclairé et en agréer la dédicace comme un hommage de profonde reconnaissance.

NOTICE
SUR LA GALE

ET

SUR L'ANIMALCULE QUI LA PRODUIT.

> Non inveniendum nec fingendum, sed
> observandum quid natura faciat aut ferat.
> (BACON, *Novum organum.*)

I. Histoire.

§ I. SYNONYMIE. — *Rogne, gratelle*, vulgaire; *scabies*, Sauvages, Bateman; *psora*, Linné, Cullen; *gale*, Alibert, Biett, Cazenave et Schedel, etc.; *zoopsordermie*, Piorry.

§ II. ÉTYMOLOGIE. — On ne sait rien de positif sur l'étymologie du mot *gale*. Les uns le font venir du mot latin *callus* (dur), *calla*, d'où *galla*, puis *galle*, et enfin *gale*; les autres, de *galla*, autre mot latin, par lequel on désignait certaines productións accidentelles, que l'on rencontre sur l'écorce et les feuilles de quelques arbres, et qui sont dues à la piqûre d'un insecte. Mais, comme l'a dit Biett, le mot *gale* remonte à une époque antérieure à celle où l'on a su que cette maladie était causée par un parasite, et par conséquent où l'on a pu établir cette analogie.

§ III. DÉFINITION. — La gale est une affection cutanée, essentiellement contagieuse, déterminée par une arachnide, le *sarcoptes scabiei*, qui se trouve à l'extrémité imperforée de petits soulèvements épidermiques, linéaires, blanchâtres, appelés *sillons*. La présence de ce parasite donne lieu à une démangeaison plus ou moins vive, et à une éruption de vésicules discrètes, coniques, transparentes au sommet, à la base rosée, que compliquent souvent des éruptions papuleuses, pustuleuses et même bulleuses.

§ IV. HISTOIRE. — Il est peu de maladies dont l'histoire soit aussi intéressante que celle de la gale.

Les dermatologistes ont fait de nombreux travaux pour rechercher si cette affection était connue des Hébreux, des Grecs et des Latins, ou si elle n'existe seulement que depuis l'époque (1498) où Guy de Chauliac, traduisant plus particulièrement le mot *scabies* par *la gale*, en a nettement signalé le premier le caractère contagieux.

La première de ces deux opinions est généralement adoptée ; la seconde, malgré l'autorité de Biett, de M. Rayer, et de quelques savants praticiens, ne compte que peu de partisans.

Maintenant, que nous savons que la gale est produite par un parasite, nous ne pouvons comprendre en vertu de quel privilége les peuples anciens auraient été épargnés par une maladie que nous voyons se développer partout où des populations·misérables se trouvent réunies.

De même que la gale existe dans tous les pays, dans tous les climats, nous pensons qu'elle a existé de tout temps, et si nous ne la reconnaissons pas dans les descriptions que nous ont laissées les auteurs anciens, cela tient à ce que, la cause de cette maladie leur étant inconnue, ils confondaient sous un même nom la gale et les autres affections cutanées, prurigineuses, et si parfois ils mentionnent la contagion, ils l'attribuent, avec Aristote, à un suintement particulier de la peau.

Nous allons passer en revue les principaux textes où se trouvent les expressions de ψώρα et de *scabies,* et examiner si l'on doit toujours les interpréter par le mot *gale*.

Pour les Hébreux, la *scabies* était une maladie commune à l'homme et aux animaux ; dans quatre versets, ils se servent de ce mot, trois fois pour désigner un mal auquel ils sont sujets, et la quatrième fois, parlant de la victime qu'ils offrent en sacrifice au Seigneur, ils emploient cette expression pour nommer une des maladies qui ne permettent pas de brûler sur l'autel l'animal qui en est atteint.

Doit-on traduire ce *scabies* de la Bible par la gale? Nous ne le pensons pas, surtout après avoir lu le verset suivant:

«Percutiat te Dominus ulcere Ægypti, et partem corporis per «quam stercora egeruntur, scabie quoque et prurigine; ita ut cu- «rari nequeas.» On conviendra que ce siége n'est pas ordinairement celui de la maladie qui nous occupe.

Rien ne prouve qu'Hippocrate ait connu la gale, et on ne trouve dans ses ouvrages aucun caractère qui s'applique aussi bien à d'autres affections de la peau qu'à celle-ci en particulier.

Aristote, le premier, signale la contagion, et se demande pourquoi sont atteints de la ψώρα ceux qui s'approchent des gens affectés de cette maladie, et pourquoi ceux qui s'approchent d'un fiévreux ne prennent pas la fièvre, etc. ; il en trouve l'explication dans une sé- crétion particulière de la peau, dans une humeur visqueuse qui couvre le corps des gens atteints de la ψώρα.

Galien parle aussi de la ψώρα, comme d'une maladie contagieuse, à l'égal de la peste.

Quant à Paul d'Égine, il est évident qu'il nous parle du *psoriasis* et non de la gale, lorsque, voulant distinguer la lèpre de la psore, il dit : «Lepra altam cutem orbiculatim depascitur et piscium modo, «squamulas ex se remittit; scabies vero summa infestat potius, va- «rie figurata, furfuracea remittit.»

Actuarius, tout en niant cette desquamation dans la psore, ne nous apprend rien de plus sur cette affection, qui succède, nous dit-il, à la lèpre, avec laquelle elle a de commun l'épaississement de la peau et le prurit.

Avant d'arriver à Celse, voici l'opinion de Lorry sur les auteurs que nous avons déjà cités :

Hippocrate, nous dit-il, semble avoir entendu, par ce mot de ψώρα, non-seulement la gale, mais tous les autres genres d'affections prurigineuses ; il n'a reconnu que trois classes de maladies cutanées, la lèpre, la psore et le lichen, et il ne les sépare même pas dans le mode de traitement.

Galien et presque tous les auteurs grecs ont à peine distingué la lèpre de la psore, si ce n'est par le degré, de sorte que Celse est le premier qui ait parlé de la *scabies* comme d'une maladie particulière.

Après avoir examiné les opinions de Paul d'Égine, d'Oribasius, d'Aetius et d'Archigènes, Lorry ajoute : Mais la *scabies*, ainsi appelée du latin *scabendo, vel scalpendo*, a trait à toutes les maladies prurigineuses, dans lesquelles la peau est rendue âpre par des papules, quoique les vétérinaires aient compris sous le nom de *scabies* toutes les maladies affectant la peau des troupeaux, comme on le voit dans Varron, et dans plusieurs passages des *Géorgiques*. S'il était permis de douter davantage du sens de cette expression, les interprétations métaphoriques du mot *scabies* entraîneraient la conviction. *Occupet extremum scabies*, a dit Horace, sous forme d'imprécation. Il entend aussi par *scabies lucri* la passion immodérée du gain.

Cicéron lui-même appelle *scabies voluptatis* ce chatouillement impur des plaisirs qui nous éloigne du bien. *Scribendi versus scabies*, dit aussi Ausone, *la démangeaison de faire des vers*, comme nous le disons familièrement.

C'est donc au prurit surtout qu'il est fait allusion dans les écrivains que nous venons de citer.

Plutarque, Lucien, Juvénal, et d'autres encore, ont interprété les mots ψώρα et *scabies* dans ce sens ; mais, comme l'a fait observer M. Cazenave, cette violente démangeaison dont ils parlent existe aussi bien dans le lichen que dans la gale et surtout dans le prurigo, où quelquefois elle devient tellement insupportable, qu'on a vu des malheureux recourir au suicide pour terminer leur supplice.

A Celse revient le mérite d'avoir fait de la *scabies* une entité morbide; mais la maladie que Celse a décrite sous ce nom est-elle la gale?

Ce n'était pas l'opinion de Biett, qui crut voir dans la définition de Celse une analogie très-grande avec la maladie décrite sous le nom de *lichen agrius* par Willan.

Celse cependant consacre un chapitre à la description du lichen, et sait que la *scabies* s'observe aussi chez le mouton, puisqu'il nous dit à propos du traitement : «Ac si nihil aliud est, amaria ad ter-«tiam partem decocta, vel sulphur pici liquidæ mixtum, sicut in «pecoribus proposui, hominibus quoque scabie laborantibus opitu-«lantur. »

Celse ne nous parle pas du caractère contagieux de la maladie, et ce qui confirme l'opinion de Biett, qu'il n'a pas voulu parler de la gale, c'est qu'il dit : « In aliis quidem ex toto desinit, in aliis vero «certo tempore anni revertitur. » Or on sait que la gale ne disparaît pas spontanément, et qu'une fois disparue, elle ne revient pas à certaines époques de l'année.

Il n'y a donc encore rien, dans la définition de Celse, qui prouve que la *scabies* soit bien la gale.

En suivant l'ordre chronologique, nous arrivons maintenant aux médecins arabes, et nous trouvons dans leurs écrits certains caractères qui se rapportent davantage à la maladie qui nous occupe.

Rhazès, en effet, nous signale la *scabies* comme une maladie contagieuse, ainsi que la lèpre, la phthisie, et la fièvre pestilentielle.

Haly Abbas, outre la contagion, indique encore le prurit, et le siége le plus ordinaire de la maladie; quant à la cause, comme le premier, il l'attribue au défaut de propreté et à l'abstinence des bains.

Avicenne indique aussi le siége habituel de la *scabies*, qu'il regarde comme contagieuse; seulement il la distigue du *pruritus*, avec lequel elle a une commune origine, l'altération du sang. Dans la *scabies*, il y a une éruption, qu'il nomme *bothor*, et qui n'existe pas dans le *pruritus*. Il recommande, à cause de cela, de s'abstenir du coït, qui, mettant les humeurs en mouvement, détermine des accidents vers la peau.

En 1179, un médecin arabe, du nom d'Avenzoar, signale le premier un insecte si *petit, qu'on peut à peine le voir, et qui, caché sous l'épiderme, s'en échappe lorsqu'on y pratique une ouverture.*

La gale était si fréquente en Espagne, où habitait Avenzoar, et il avait dû voir si souvent extraire cet insecte, qu'il nomme *soab,* qu'il est évident que c'est bien du sarcopte de la gale qu'il parle ; mais il ne le regarde pas comme produisant la *scabies,* dont il parle dans un autre passage, et à laquelle il attribue une autre cause.

Cette ignorance où était Avenzoar du rapport existant entre ce petit insecte et la *scabies* fit que les médecins qui ont écrit après lui continuèrent à voir dans cette maladie une cause interne, et ce mot de *scabies* servit à désigner diverses affections de la peau ; quant à l'insecte lui-même, ne se rattachant à rien d'intéressant, on l'oublia complétement, et il faut arriver jusqu'au XVIIe siècle pour qu'il en soit de nouveau question.

Pierre d'Albano écrivait en 1746 : « Eventus scabiei est in sanguine « grosso quo putrescit, qua propter est inceptio curationis cum phle-« botomia. »

On lit dans Jean de Gorris, qui fut doyen de la Faculté de Paris en 1548 : « Ex melancholico humore nascitur scabies. Asperitas sca-« biei cum lepra communis est, et pruritus et colliquatio corporis : « differentia, in eo est, quod in scabie summam cutem potius oc-« cupet, in lepra vero altius descendat. »

Vers cette même époque, Ambroise Paré écrivait : « Les cirons sont petits animaux tousiours cachez sous le cuir, sous lequel ils se traînent, rampent et le rongent petit à petit, excitant une fascheuse demangeaison et gratelle. Ils sont faits d'une matière seiche, laquelle provient du deffaut de viscosité, et diuisée et séparée comme petits atomes vivants. Les cirons se doivent tirer avec espingles ou aiguilles ; toutefois il vaut mieux les tuer avec onguent et décoctions faites de choses amères et salées.....

«Le remède prompt est le vinaigre dans lequel on aura fait bouillir du staphysaigre et sel commun.»

M. Bourguignon, après avoir cité ce passage dans son *Traité de la gale*, fait la réflexion suivante : «Il y a dans ces mots du père de la chirurgie tout un traité de la gale.» Je ne suis pas de cet avis ; car je crois au contraire qu'Ambroise Paré ignorait qu'il y eût un rapport quelconque entre le ciron et la gale, qu'il appelle *rongne*, et dont il nous donne, dans un autre chapitre, la définition suivante : Rongne est une aspérité de cuir ou une ulcération légère conjointe avec un prurit, causée d'une pituite nitreuse et salée, et de la mélancholie, qui se pourrit sous le cuir, et est très-difficile à guérir.»

En 1557, Joannes Arculanus emploie le mot *scabies* pour désigner une affection des yeux : «Scabies est ægritudo in superficie cum as-«peritate et rubedine aut pustulis in superficie intrinseca palpebra «cum pruritu.»

Il décrit trois sortes de *scabies*, dont la seconde se rapporte assez exactement à la conjonctivite granuleuse : «Secunda species est gra-«nulosa, cum rubedine et asperitate, assimilata granis intrinsecis «ficus immaturæ, quæ tendunt in rubedinem.»

La même année, Scaliger nous parle, dans son ouvrage dédié à Cardan, d'un insecte que quelques auteurs ont pris pour le sarcopte de la gale.

Le sarcopte a en effet la forme que Scaliger indique, mais jamais on ne le rencontre dans les endroits où il l'a observé ; c'est probablement du *pediculus pubis* que Scaliger a voulu parler.

En 1562, J.-J. Necker, médecin de Bâle, nous donne de la *scabies* la définition suivante : «Scabies est cutis infectio, aliquando squam-«mosa, aliquando pruriginosa, aliquando sicca, aliquando saniosa, «ut plurimum in extremitatibus totius corporis.»

Quant à la cause : «Sanguis adustus, bilis, atrabilis, pituitæ «salsæ.»

Deux ans plus tard, Jean de Vigo, auquel on attribue l'honneur d'avoir le premier employé le mercure comme le véritable spécifique contre les maladies vénériennes, bien qu'il dise lui-même que tout ce qu'il a proposé de plus efficace contre ces maladies soit tiré des œuvres de Théodore de Saussure et d'Arnault de Villeneuve ; Jean de Vigo, dis-je, se sert aussi du mot *scabies*, mais pour désigner les éruptions qui surviennent chez les individus qui ont la vérole.

Il dit dans le chapitre intitulé *de Cura morbi gallici* : « Omne ge-« nus insuper scabiei, velut est malum mortuum, et assafati, etc. etc., « et gutta rosacea etiam in isto morbo frequenter apparuerunt. »

On voit donc, comme je le disais tout à l'heure, que ce mot *scabies* était pris indifféremment pour exprimer toute maladie ayant son siége à la peau.

« Tinea est scabies particularis, propria capitis, » nous dit Riolanus, qui était en 1586 doyen de la Faculté de Paris.

Dans un autre endroit, il nous dit que la *scabies* vient à la suite de la démangeaison à laquelle on n'a pas su résister : « Pruritus est sca-« bendi desiderium ob conclusum flatum aut mordax serum ; verum « nocet, empta dolore voluptas, quam cæpit æger voluptatem scal-« pendo, eam amittit unguibus cutem excoriando : inde scabies. »

J'arrive à Thomas Mouffet, savant entomologiste anglais, qui en 1634, dans son *Insectorum sive minimorum animalium theatrum*, nous signale nettement le sarcopte de la gale et le lieu précis où on doit le trouver.

Quarante ans avant, en 1596, Aldrovande avait parlé d'insectes qui infestaient surtout les pieds et les mains, faisant naître des vésicules, d'où on pouvait les extraire, à condition toutefois d'avoir d'excellents yeux ou une lumière vive.

Mais Mouffet se garde bien de reproduire une semblable erreur ; après nous avoir dit que les syrons rampent sous la peau, où ils tracent des sillons, il a bien soin d'ajouter : « Hoc obiter observandum « syrones, non in ipsis pustulis, sed prope habitant. »

Que de recherches vaines, que de temps et de peines perdus, auraient évité ceux qui depuis ont cherché le sarcopte de la gale dans la vésicule, s'ils avaient lu avec attention ces deux lignes de Mouffet.

En 1635, Campanella, dominicain calabrais, nous parle longuement de la *scabies*, qu'il attribue à l'âcreté des humeurs, et pour le traitement de laquelle il recommande les bains et les frictions générales : « confricentur bene omnes partes, ut exhalet vapor ma- « lus. »

En 1650, un médecin de Lunébourg, Georges Cratzmann, rapporte qu'il a constaté que les vêtements des gens atteints de la *scabies* pouvaient communiquer cette maladie à ceux qui les revêtaient : « Experimur enim quod si quis scabiosorum vestes et indusia « induat, aut strophiolis mantilibusque utatur, scabie fœdatur. »

La même année, Hauptmann, de Dresde, crut voir la cause de la scabies « in putredine animato et progenie verminosa, » comme il l'écrivit dans une lettre adressée à Petrus Joannes Fabius.

Dans un ouvrage qu'il publia sept ans après, en 1657, sur les eaux de Wisbaden, il nous fait la description du sarcopte de la gale, et le premier nous en donne un dessin fort imparfait.

En 1660, Haffenreffer nous le décrit à son tour. Sa description du reste ne nous apprend rien de nouveau ; il le regarde comme une quatrième espèce de poux.

Dans son *Miroir de beauté et santé corporelle*, publié à Lyon en 1671, Louis Guyon Dolois, parlant de la *gale, rongne* ou *scabie*, s'exprime ainsi : « Celle ulcéreuse, occupant une bonne partie du corps, est incurable ; mais, si elle n'occupe qu'une petite partie, elle est curable... Il survient au corps de petites gratelles qui viennent avec prurit et démangeaison, qui procèdent d'une décharge d'humeurs que nature envoie au cuir, et qui guérissent facilement par les bains et les remèdes bénins. »

Dans un passage précédent, il parle des cirons qui vivent sur l'homme, mais sans savoir qu'ils engendrent une maladie particulière.

Un médecin écossais, Thomas Burnet, dans un ouvrage publié à

Londres en 1673, attribue à la scabies une vertu singulière ; voici
ce qu'il dit : « Magis ob turpitudinem molestat, quam ob aliquod
« imminens periculum, e contra, a plurimis præservat morbis. »
Quant à la cause de la maladie, il ajoute : « Hujus causa necessario
« debet esse humor, crassus, salsus, acris et mordax. »

En 1679, Jean Fernel, médecin de Genève, traite longuement de
la *scabies* dans sa pathologie ; et il en trouve la cause « in fermento
« acido, in glandulis intercutaneis hærente. »

Dans la collection des *Acta eruditorum* du mois d'octobre 1682,
je trouve, à l'article intitulé *de Sironibus,* la description suivante :
« Colore sunt albicante, et pedibus exceptis, qui proprius intuenti,
« nigricare videntur : pedibus sex instructi sunt, binis utrinque mox
« justa caput positis quibus talparum ritu cuniculos sub cuticula
« agere, et oblongos non raro, quasi sulcos trahere, simulque moles-
« tissimum pruritum excitare videntur. Num dorsum sit squammo-
« sum seu squammis coopertum, prout quidem affirmat Rohaultus,
« definire nolumus illo præstantiore dubio procul microscopio in-
« structo. »

C'est bien du sarcopte de la gale qu'il est ici question ; d'ailleurs
les trois dessins qui accompagnent cette description ne permettent
pas d'en douter.

Trois ans plus tard, en 1685, Diemerbroeck rapporta l'observation d'un nommé Cornelius, atteint « scabie quadam sicca, pruritu
« intolerabili, quo, maxime noctu cum in lecto incalesceret, divexe-
« batur. » Cette particularité, du prurit augmenté par la chaleur du
lit, se rencontrant dans la gale, il est probable que c'est cette affection qu'il désigne par ce mot *scabies.*

Diemerbroeck ne nous dit pas quelle est la cause de la *scabies* ;
mais il sait que cette maladie est due à une cause externe, car il
nous rapporte l'histoire d'une jeune fille affectée depuis six mois de
la *scabies,* qui depuis cette époque avait pris sans succès un grand
nombre de médicaments à l'intérieur, et que lui vint à bout de

guérir en trois ou quatre jours, au moyen de lotions, faites deux fois par jour, avec parties égales de lait virginal et d'eau mercurielle.

Le 17 juillet 1687, un pharmacien de Livourne, du nom de Diacinto Cestoni, adresse au célèbre naturaliste F. Redi une lettre qu'il signe Bonomo, dans laquelle il lui fait part de ses observations sur le ciron de la gale.

Dans cette longue lettre, Cestoni raconte « que voulant vérifier le fait avancé par Giuseppe Lorenzio, qui prétendait trouver des cirons sous la peau des gens atteints de la gale, il avait fait de nouvelles recherches ; qu'il avait en effet trouvé ces insectes, et qu'après les avoir observés avec soin, il en avait fait faire le dessin ; que pour lui, il n'était pas douteux que ces insectes ne fussent la vraie cause de la gale, et qu'il rejetait comme fausses les explications données par les auteurs au sujet de l'étiologie de cette maladie ; que la présence seule du ciron expliquait, et les pustules aqueuses qui survenaient à la peau, et la contagion, soit que cette contagion eût lieu directement, soit qu'elle s'opérât au moyen des vêtements ou linges ayant servi aux galeux. »

Il en concluait que, la maladie étant tout entière à la peau, le traitement devait simplement consister en applications extérieures, destinées à détruire le ciron.

Si, au point de vue pathologique, Cestoni a exactement indiqué la cause, le siége et le caractère essentiel de la maladie, c'est-à-dire la contagion, on est loin de retrouver la même exactitude d'observation, quand il nous parle du ciron et de l'endroit où il le rencontre.

Le sarcopte a bien une forme qui rapproche de celle de la tortue, mais il n'est pas blanc, et il n'a point sur le dos quelques poils longs et clair-semés ; il n'a pas non plus six pieds, et il n'exécute pas ses mouvements avec beaucoup de vitesse et d'agilité.

Les six pieds, l'agilité, pourraient à la rigueur faire penser que Cestoni a pris une larve pour un sarcopte parvenu à son entier développement ; mais, en admettant qu'il eût commis cette erreur une fois, comment expliquer ce qu'il dit un peu plus loin, qu'ayant répété plusieurs fois ses observations, il a toujours trouvé des cirons ayant la même forme. De plus, il les trouve toujours, nous dit-il, dans les pustules aqueuses, plusieurs ensemble, et ayant une peau si dure qu'elle ne peut être entamée par l'ongle. L'œuf a bien la forme qu'il indique, mais leur nombre est loin d'être aussi considérable qu'il le dit.

Voilà bien des erreurs, et je ne serais pas éloigné de croire, avec M. Cazenave, que Cestoni n'a jamais extrait le ciron lui-même, et que ce qu'il en dit, il le raconte d'après les autres seulement.

En 1718, Jean Juncker publia à Hall, en Saxe, un ouvrage dans lequel il parle de la *scabies*, à laquelle il assigne, entre autres, deux causes qui méritent d'être notées : « Succum betulæ majore quanti-« tate haustum, itemque thermas Wolkensteinenses (Wisbaden) « scabiem inducere solet. »

L'éruption dont il parle n'est pas la gale. Les substances qui minéralisent les eaux de Plombières ont un effet analogue, et déterminent chez quelques personnes ce que l'on appelle encore aujourd'hui la gale des eaux ; cette éruption, plutôt favorable que nuisible à la maladie, atteint environ le quart des baigneurs.

En 1721 parut une brochure très-curieuse, ayant pour titre : *Système d'un médecin anglois sur la cause de toutes les espèces de maladies, avec les surprenantes configurations des différentes espèces de petits insectes qu'on voit, par le moyen d'un bon microscope, dans le sang et dans les urines des différents malades, et même de tous ceux qui doivent le devenir.* — *Recueilli par M. A. C. D.*

Voici quelques curieux extraits de cette brochure, qu'on ne trouve citée nulle part, et dont un des rares exemplaires fait partie de l'intéressante bibliothèque de M. le Dr Auzias-Turenne, à l'obligeance duquel j'en dois communication.

« Lorsque vous ressentirez, ou que quelqu'autre ressentira une démangeaison générale par tout le corps, et notamment entre le fourchet des doigts, et qu'il se fera de petites élevures à la peau, ou de gales petites ou grandes, prenez un peu de pus de ces élevures ou gales avec la pointe d'une aiguille, et, après avoir regardé avec un bon microscope, vous verrez que plusieurs animaux causent, par leurs mouvements, morsures et rongements, cette espèce de démangeaison générale... »

Ici se trouve un dessin qui ressemble à l'un des trois cirons représentés dans les *Acta eruditorum*, et qui, malgré son imperfection, fait penser que c'est bien le sarcopte de la gale que l'auteur a voulu représenter.

A propos de la contagion, on lit ce qui suit :

« Un homme couche avec un homme qui a des puces, ou des poux, ou des cirons, ou des morpions, ou des animaux vénériens (il faut se rappeler le titre de l'ouvrage pour comprendre ces deux derniers mots); il se communique en cet homme quelques-uns de ces animaux. Ils vont, ils viennent, jusqu'à ce qu'ils aient trouvé en lui un lieu qui leur soit agréable pour leur séjour et pour leur nourriture : les puces indifféremment par tout le corps, les poux dans quelques froncissures de chemises, *les cirons sous l'épiderme*, les morpions au pénil et sous les aisselles, les chancrifiques au prépuce, les gonorrhéiques aux prostates, les bubonites aux glandes des aines, les véroliques dans toute la masse du sang. En ces lieux, chacun y établit sa demeure; ils y mangent, ils s'y génèrent, ils s'y multiplient. Il s'y fait une démangeaison, un ulcère ou un abcès, qui subsiste tant que, par quelque drogue qui soit pour de tels animaux un poison, l'on trouve le moyen de les tuer. »

L'auteur ajoute, au sujet du traitement : « Une preuve convaincante de la vérité de ce système se tire des remèdes spécifiques, car qui peut douter que *la fleur de soufre ne soit un poison particulier pour les cirons ?* En un mot, que toutes les drogues qui sont des remèdes infaillibles et connus de tout le monde pour de certaines maladies ne soient des poisons particuliers pour les insectes qui les produisent. »

Ce médecin anglais connaissait donc aussi la vraie cause de la gale et le moyen de la traiter ; mais il répète l'erreur de Cestoni, en prétendant extraire le ciron de la vésicule, ce qui ferait croire que lui aussi ne parle du sarcopte que sur la foi des autres.

Stephani Blancardi, en 1735, dans son *Lexicon medicum renovatum*, confond sous le nom de *scabies* toutes les affections de la peau.

A l'article *Lichen*, il émet cette opinion, depuis soutenue par Biett, que la *scabies* de Celse n'est autre chose que le lichen.

Jean Wepfer, en 1740, parle aussi de la *scabies*, qu'il attribue à une cause interne.

Quelques années plus tard, en 1757, Richard Mead publie un ouvrage dont il consacre un chapitre à la scabies. « Cette maladie, nous dit-il, peut être appelée animée, car elle doit son apparition à des animalcules. Des insectes en effet, d'une petitesse telle que les yeux ne les peuvent voir sans l'aide du microscope, fuient de tous côtés, se cachant dans les interstices presque invisibles de la peau, où ils déposent leurs œufs... Leurs morsures causent une intolérable démangeaison, d'où le besoin de se déchirer avec les ongles... Ces animalcules rampent continuellement d'un endroit à un autre sous la peau, propagent la maladie, tandis que leurs œufs la propagent plus loin. D'où l'explication de la maladie communiquée à un homme sain par les linges, vêtements, gants, et autres effets ayant servi aux contaminés. Les petits œufs, en effet, adhèrent à la matière molle dont ces vêtements sont formés, sont frottés sur la peau, et donnent le jour à une génération de ces insectes dégoûtants. Ceci est du plus grand intérêt, parce que la connaissance de la cause de la maladie indique le traitement. A rien ne servent en effet les purgatifs et les autres médicaments donnés dans le but d'améliorer le sang; la chose doit être faite par des remèdes externes : « delenda est sci- « licet impura progenies. »

Richard Mead connaissait la gale parfaitement, comme le prouve la citation que je viens de faire.

Il nous apprend lui-même qu'il doit la connaissance du ciron à la lettre de Cestoni, dont il se procura un exemplaire dans un voyage qu'il fit en Italie dix ans après sa publication ; il fit traduire cette lettre en anglais, et, à son retour à Londres, il la fit insérer dans les *Actes de la Société royale.*

En 1746, Linné, qui avait d'abord décrit l'animalcule de la gale sous le nom d'*acarus scabiei* (genre *acarus*), le confondit ensuite avec la *mite* de la farine, quand il nous dit que « les nourrices donnaient la gale aux enfants atteints d'intertrigo en les saupoudrant de vieille farine infestée de mites. »

Plusieurs naturalistes, Geoffroy, Pallas, de Geer, Fabricius et Latreille, rectifièrent cette erreur, et indiquèrent à l'aide de quels caractères on peut distinguer le ciron de la gale de celui de la farine.

En 1858, deux médecins de Leipsick parlent de la *scabies,* mais leurs ouvrages ne nous apprennent rien de nouveau : l'un d'eux cependant, Gottlieb Ludwig, nous fait part d'une observation très-exacte, c'est que, si un homme atteint de la scabies vient à s'approcher du feu, le prurit devient intolérable.

Ce caractère appartient à la gale, ainsi que plusieurs autres que renferme la description de Ludwig ; c'est donc cette maladie qu'il désigne par ce mot de *scabies.* Quant à la cause, il la trouve *in sero corrupto.*

En 1762, dans son *Histoire naturelle et médicale des Asturies,* Casal décrit le sillon où habite le sarcopte, qu'il appelle *arador,* « parce que, dit-il, il laboure la peau entre le derme et l'épiderme. » Il ajoute qu'en Espagne il n'est pas rare de trouver des personnes qui savent extraire cet animalcule avec la plus grande habileté à la pointe d'une aiguille.

La même année, Geoffroy décrit aussi le sarcopte de la gale ; il l'appelle *ciron.*

En 1771, Pringle, dans ses *Observations sur les maladies des armées,* dit que la gale se répand si aisément par le contact de la personne incommodée ou de ses habits, qu'un seul homme la communiquera bientôt à tous les autres sous la même tente.

Pringle savait que la gale était causée par un animalcule, et cependant il conseillait quelquefois un traitement à l'intérieur; voici la curieuse raison qu'il en donnait : « Dans les cas les plus invétérés, on est obligé de frotter plusieurs fois le corps entier, et l'on doit joindre l'usage interne du soufre, non pas dans la vue de purifier le sang, mais pour en répandre plus sûrement les vapeurs à travers la peau, y ayant grande raison de croire que les animalcules sont quelquefois si profondément enracinés qu'on ne peut les détruire totalement par des frottements externes. »

Dans un ouvrage publié à Lausanne par Alexander Tralianus, en 1772, je lis ce qui suit : « Scabies est affectus difficilis et prope in- « sanabilis et nullum adversus eam valeat medicamentum, attamen « auxiliari oportet, et non desperare; sed victu, medicina et omni « modo succurrere convenit. »

Voici certainement une bien redoutable affection; heureusement que cette *scabies* n'a de commun que le nom avec la maladie qui nous occupe.

En 1778, un naturaliste suédois, C. de Geer, nous donne une bonne description du sarcopte, qu'il appelle *mite de la gale,* et qu'il ne confond pas, comme Linné, avec la mite de la farine. De Geer a laissé un dessin représentant le sarcopte renversé sur le dos, ce qui lui a permis de figurer très-nettement les quatre pattes postérieures et les longues soies qui le terminent.

Dans l'édition des œuvres de Morgagni, publiée à Embrun en 1779, il y a plusieurs passages qui nous intéressent; on remarque d'abord celui dans lequel il nous dit que, « d'après les observations de Borel (1), le ciron de la gale a la forme d'une tortue; » ensuite il

---

(1) Les traducteurs de Morgagni ont à tort traduit *observationes Borelli* par *les observations de Borelli.* C'est P. Borel, médecin français, né à Castres en 1620, qui a parlé le premier de la ressemblance du ciron de la gale avec la tortue, et non pas le physiologiste italien Borelli.

discute l'opinion des savants de son siècle, qui, regardant ces animalcules comme la cause unique de la gale, enseignent qu'il faut négliger le traitement interne, et s'attaquer directement au ciron au moyen de remèdes sulfureux, de sorte que «sublata causa, cito «et tuto scabies evanescit, nullo incommodo, nullo morbo inse- «quente. »

Morgagni admet bien que si, en couchant avec un galeux, on contracte la gale, dans ce cas, le mal est véritablement cutané, et que le traitement doit être superficiel; mais il se demande si quelquefois la gale ne peut pas naître de la malpropreté, de mauvais aliments, et il cite, à l'appui de cette opinion, l'avis de Werlhof, qui a été amené, par de nombreuses observations, à écrire : «Scabiem «humanum verum ex lana ovium advenire. »

Plus loin, Morgagni nous dit qu'il a lui-même retiré *de plusieurs pustules*, chez une de ses clientes, le ciron de la gale; il croit à la répercussion de cette maladie, et approuve Ramazzini d'avoir dit «que combattre la gale toujours, et sans distinction, par des topiques, est une méthode pleine de dangers et de hasard. »

D'après ce dernier passage, on voit que Morgagni n'a pas, plus que Cestoni, extrait le sarcopte, puisqu'il dit l'avoir trouvé là où il n'est pas.

Cette opinion de Werlhof, que cite Morgagni, d'après laquelle la gale de l'homme viendrait de la laine des brebis, avait déjà été émise, en 1725, par Georges Daniel Coschwitz, qui expliquait de cette façon pourquoi les tailleurs étaient, plus que les autres, atteints de cette maladie.

Richter, en 1780, consacre, dans ses *Opuscula medica,* plusieurs pages à l'énumération des maladies guéries par l'invasion de la gale.

Christianus Camerer partage cet avis, et publie l'année suivante, à Fribourg, une brochure qui a pour titre : *de Efficacia insitionis scabiei in gravioribus quibusdam morbis chronicis curandis.*

En 1783, un médecin d'Édimbourg, Guillaume Bucchan, écrit

que la gale peut venir par suite d'un long séjour dans une habitation humide, mais que quelquefois aussi elle dépend d'une cause interne, telle que la vérole ou le scorbut.

Wichmann, en 1786, fit paraître ses recherches sur l'étiologie de la gale, dans lesquelles il précise très-nettement le rôle que joue le parasite dans cette affection ; en effet, il nous le représente comme étant la seule cause de la gale, dont il explique le mode de propagation.

Malgré la description exacte de Wichmann, malgré les dessins dont il l'accompagne, l'impossibilité où l'on était de trouver l'animalcule auquel on prétendait rapporter la gale fit naître des doutes sur la bonne foi de ceux qui disaient l'avoir observé ; on aima mieux nier l'existence du sarcopte, que de relire les auteurs qui affirmaient l'avoir vu.

Alors arriva d'Allemagne la théorie d'Hahnemann, d'après laquelle la gale, provenant d'une dyscrasie particulière, modifiait profondément l'économie et pouvait déterminer les maladies les plus graves.

On ne tarda pas à adopter cette opinion, et l'on regarda presque toutes les maladies chroniques comme le résultat d'une gale mal soignée ou répercutée ; la gale redevint, pour la généralité des médecins, une maladie de cause interne, et l'on ne dut pas s'étonner de voir, en 1805, M. Favarielle, dans sa thèse sur la gale, affirmer *que cette maladie est produite par l'infection syphilitique ou scorbutique des humeurs, et par la dégénérescence de la transpiration.*

Quelques dermatologistes célèbres, tels que Alibert, Willan et Biett, bien que s'étant livrés un grand nombre de fois à des recherches toujours sans résultat, croyaient encore à l'existence du sarcopte ; ils ne pouvaient admettre que tant d'auteurs recommandables aient pu les tromper au point d'avoir décrit et même dessiné un animalcule qu'ils n'avaient pas observé.

Les élèves de Biett et d'Alibert tentèrent de nouvelles expériences, et fouillèrent un grand nombre de vésicules, sans plus de succès, par l'excellente raison qu'ils cherchaient le sarcopte où il ne se trouve pas, lorsque M. Galès, ancien pharmacien de l'hôpital Saint-Louis, annonça qu'il avait retrouvé ce sarcopte tant cherché ; à l'exemple de Cestoni et de Morgagni, c'est du liquide contenu dans les vésicules qu'il le retirait.

En présence d'une commission nommée par l'Institut, et d'un grand nombre de médecins et d'élèves, M. Galès répéta ses expériences, et montra plusieurs fois le sarcopte vivant, s'agitant au milieu du liquide d'une vésicule, placé sous le microscope.

Un graveur habile, M. Meunier, en fit un dessin qui fut adopté par beaucoup de savants, comme reproduisant fidèlement le sarcopte de la gale.

A la nouvelle de cette découverte, chacun se remit à l'œuvre avec ardeur, et, bien que s'y prenant comme Galès, on ne trouva rien : lui seul paraissait avoir le monopole de l'extraction du sarcopte.

Cette réussite constante d'une part, et cet insuccès continuel de l'autre, laissèrent dans l'esprit, comme le dit Biett, je ne sais quel doute dont il était difficile de se défendre.

Ce doute ne fit que s'accroître, lorsque plus tard on vit à l'Hôtel-Dieu échouer les expériences dans lesquelles M. Patrix avait annoncé qu'il ferait voir le sarcopte.

La même année, en 1820, Mouronval publie son ouvrage, dans lequel, comme il le dit lui-même, il déplace plusieurs erreurs accréditées, entre autres l'existence du ciron de la gale, dont on parle depuis cent cinquante ans, sans l'avoir vu, et dont on a fait des peintures imaginaires, copiées les unes sur les autres, et jamais sur l'original, puisqu'il n'existe pas.

Si Mouronval n'était pas fort sur l'étiologie de la gale, on va voir qu'il l'était encore moins sur le diagnostic ; il nous dit : « Lorsque les enfants viennent au monde avec la gale, et que, par une négligence coupable, les parents ne cherchent pas à les en débarrasser, ils restent chétifs, etc. »

Dans un autre endroit, il dit : « Un phénomène remarquable que nous avons vu plusieurs fois, c'est la disparition presque complète de la gale pendant l'accouchement; mais, après un certain temps, l'éruption psorique se propage de nouveau et se rétablit ordinairement. »

Cette observation doit encore reposer sur une erreur de diagnostic, car jamais personne n'a signalé cette disparition de la gale au terme de la grossesse.

En 1829, M. Raspail annonce à son tour qu'il a retrouvé le sarcopte de la gale; en présence de savants qu'il a convoqués, il examine au microscope la sérosité d'une vésicule, et fait voir dans ce liquide un animalcule qui s'agite. Chacun veut s'assurer de ce qu'annonce M. Raspail, et reconnaît, à son tour, le sarcopte décrit et trouvé par M. Galès.

On admire l'exactitude du dessin de M. Meunier, et quand tout le monde est bien convaincu que l'animalcule que l'on voit est le même que celui qui a servi de modèle au dessinateur, M. Raspail déclare que cet animalcule n'est autre que la mite du fromage, qu'un ami complaisant a placé dans le liquide extrait de la vésicule.

On s'explique alors facilement pourquoi M. Galès seul avait pu le trouver, et plus que jamais on doutait de l'existence du sarcopte, lorsque le 13 août 1834, un étudiant, originaire de la Corse, M. Renucci, assistant à la clinique d'Alibert, et entendant ce savant professeur dire qu'il croyait à l'existence du sarcopte, bien qu'il n'ait jamais pu le trouver, se proposa pour le lui montrer.

En effet, en présence d'Alibert et de ses élèves, il répéta ce qu'il avait vu faire si souvent aux pauvres femmes de son pays, et retira plusieurs sarcoptes vivants.

Alibert et les assistants virent alors que ce n'était pas dans la vésicule qu'il fallait chercher le sarcopte, et ils purent l'extraire eux-mêmes, après toutefois avoir appris de M. Renucci le lieu précis où on doit le chercher.

A partir de ce moment, l'existence du sarcopte de la gale fut un fait acquis à la science et généralement adopté. Les partisans de la doctrine humorale furent eux-mêmes obligés d'en convenir; mais, ne se tenant pas pour battus, ils regardèrent le sarcopte comme l'effet de la maladie et non comme en étant la cause.

Cette opinion fut successivement combattue par MM. Albin Gras, Renucci et Aubé, qui publièrent sur la gale de remarquables travaux, qui eurent pour résultat de changer le traitement de la maladie, et de faire rejeter comme illogique l'administration des médicaments à l'intérieur.

En 1834, M. Raspail publia son *Mémoire comparatif sur l'histoire naturelle de l'insecte de la gale.*

La partie entomologique de ce travail renferme un assez grand nombre d'inexactitudes, et certains caractères attribués à tort au sarcopte prouvent, d'une manière évidente, que M. Raspail ne s'est pas contenté, comme il le dit, *de ne faire entrer dans sa description que ce qu'il avait distinctement vu, et que ce que chacun pouvait aussi bien distinguer que lui.*

La seconde partie, consacrée à la gale, nous présente cette maladie comme cause première d'affections internes très-graves; M. Raspail, nous ramenant à ses idées favorites, nous montre le sarcopte pénétrant par les orifices naturels, et on imagine facilement, nous dit-il, les sérieux désordres qui en résultent.

La même année, M. Albin Gras publie sur la gale un mémoire très-intéressant, dont voici les principales conclusions :

« Le sillon est le seul endroit où se trouve le sarcopte; on ne doit donc pas le chercher dans la vésicule, où il n'est jamais.

« Le nombre des sillons n'est pas dans un rapport constant avec le nombre des vésicules ; que par conséquent tel galeux aura une éruption très-directe et de nombreux sillons ; tel autre, au contraire, aura à peine quelques sillons, et sera couvert d'une éruption générale.

« L'absence presque complète de sillons partout ailleurs qu'aux mains et aux pieds est facile à concevoir, à cause du peu d'épaisseur de l'épiderme ; l'action des ongles et le frottement des vêtements suffisent pour détruire les sillons.

« Le sarcopte est la seule cause de la gale ; une fois détruit, l'affection ne peut se transmettre à un individu sain. »

M. Albin Gras a vainement tenté de se donner la gale en s'inoculant la sérosité contenue dans les vésicules, sans jamais réussir, tandis qu'en plaçant sur ses avant-bras des sarcoptes vivants, il a vu en très-peu de temps la maladie se développer.

Je ne parlerai pas des expériences de ce savant observateur qui ont rapport aux substances pouvant faire périr le sarcopte avec plus ou moins de rapidité, d'autres expérimentateurs étant arrivés depuis à des résultats différents.

Le soin avec lequel M. Albin Gras a observé la gale fait regretter qu'il s'en soit rapporté aux recherches microscopiques de M. Raspail pour décrire le sarcopte.

En 1835, M. Renucci prit pour sujet de thèse *la Gale.*

Il admit plusieurs variétés dans cette maladie, auxquelles il donna des noms en rapport avec la forme éruptive qui domine ; il y eut pour lui la *gale papuleuse* ou *sèche,* la *gale vésiculeuse,* la *phlyzacia* ou *grosse gale.*

Du reste, le traitement est le même pour chacune de ces trois formes, et consiste à détruire le sarcopte, sans tenir compte de l'état de la peau.

A ce propos, M. Renucci cite son frère, chirurgien de nos armées, à Orléans, qui aurait guéri un galeux en faisant extraire successivement tous les sarcoptes.

Voici le fait : « Ayant reconnu la grande facilité que nos compatriotes avaient à extraire l'acarus, je me proposai un jour de choisir une jeune personne dont l'œil exercé à faire cette opération m'était bien connu, pour la prier de parcourir attentivement et à plusieurs reprises tout l'individu d'un enfant couvert de gale, et de faire l'extraction de tous les cirons qu'elle aurait pu rencontrer. En effet, quelques heures après, je fus assuré que l'enfant n'avait plus sur lui aucun de ces insectes. Habillé à neuf et remis dans les mains d'une personne bien portante, cet enfant n'éprouva aucun accident et continua à grandir plein de santé. Ce fait unique, car mes occupations m'empêchèrent de renouveler une semblable opération, me donna à croire que la cause de la gale était dans l'acarus. »

Ce mode de guérison de la gale avait déjà été signalé, en 1807, par Joseph Adams, médecin anglais.

Dans sa thèse, M. Renucci nous indique le lieu précis où se rencontre le sarcopte, et le procédé à suivre pour l'extraire. Sans vouloir imiter MM. Leroy et Vandenkeck, qui, l'année précédente, avaient publié l'anatomie microscopique du sarcopte d'une façon très-inexacte, M. Renucci se contenta de joindre à sa thèse douze dessins représentant les sarcoptes de l'homme, du cheval, du mouton, du chat, et enfin la mite du fromage, que M. Galès avait donnée comme étant le *sarcoptes scabiei*.

En 1835, parurent deux ouvrages sur les maladies de la peau.

L'un publié à Londres, *On the diseases of the skin,* de Green, contient un article sur la gale, que je rappellerai quand je m'occuperai du traitement. Green adopte la classification de Willan, et range la gale dans les affections vésiculeuses. Quant à la cause de la maladie, il ne nie pas l'existence du sarcopte ; mais, comme il l'a vainement cherché, il croit qu'on doit de préférence adopter l'opinion de ceux qui font dépendre la gale d'une cause interne.

L'autre ouvrage, publié à Paris, est le *Traité théorique et pratique des maladies de peau,* de M. Rayer.

Dans l'article consacré à la gale, M. Rayer n'admet pas comme tout à fait concluantes les expériences directes faites dans le but de déterminer si l'insecte est réellement l'artisan de la gale, et il assigne comme cause à cette maladie le contact de l'humeur contenue dans les vésicules ; il range la gale dans les inflammations vésiculeuses, et, n'admettant que cette seule forme, il regarde comme des complications les éruptions de différente nature dont d'autres avaient fait des variétés.

M. Rayer décrit avec le plus grand soin la marche, la durée et tous les caractères propres à la gale; quant à la rétrocession de cette maladie comme pouvant déterminer des affections internes graves, il la rejette complétement, et n'admet pas non plus l'opinion des médecins, qui croient voir la gale dans les descriptions des auteurs anciens, et pour lui, il faudrait arriver à Guy de Chauliac pour trouver une description s'appliquant à cette maladie.

En 1836, M. Aubé prit pour sujet de thèse *la Gale.*

Il admet trois formes différentes de *gale.* Dans la première, il y a seulement de légères élevures à la peau, c'est la forme papuleuse ; une exsudation de sérosité, soulevant l'épiderme et déterminant une éruption de vésicules, constitue la seconde forme, qu'il nomme, pour cette raison , vésiculeuse ; dans la troisième, l'inflammation portée plus loin amène la formation du pus et la pustule : de là la forme pustuleuse.

M. Aubé résume lui-même son excellente thèse dans les propositions suivantes :

La gale est une affection symptomatique, produite par la présence d'un insecte arachnide, nommé *sarcoptes hominis.*

Elle n'est contagieuse que par la transmission de cet insecte.

Le sarcopte est noctambule. (Nous reviendrons plus tard sur cette opinion.)

La contagion est fréquente la nuit, rare le jour.

La médication ne doit avoir qu'un seul but, la mort de l'acarus et de ses œufs.

La même année, Biett rédigea avec un talent remarquable l'article *Gale* du *Dictionnaire de médecine ;* il rend compte des expériences nombreuses qu'il a faites pendant cinq ans sur les diverses méthodes employées pour guérir cette maladie, et sur le temps que nécessite chacun de ces traitements.

En 1845, M. Hebra, de Vienne, publia sur la gale un important mémoire, dont M. Cazenave a donné la traduction dans ses *Annales des maladies de la peau.*

D'après cet habile observateur, le sillon est le seul signe pathogno-monique de la gale; aussi le décrit-il avec le plus grand soin. Il existe 98 sur 100 fois aux pieds et aux mains; c'est là son siége presque exclusif.

Les éruptions qui accompagnent le développement de la gale peuvent avoir une tout autre cause que le travail du sarcopte pour creuser son sillon; ainsi, par exemple, une irritation prolongée de la peau soit par la pression et le frottement des vêtements, soit encore par les ongles du malade en proie à la démangeaison.

Quant au mode de contagion de la gale, M. Hebra en donne sans contredit la raison la plus vraisemblable; voici ce qu'il dit :

« L'action du sarcopte qui creuse son sillon faisant naître à cette même place une grande démangeaison, le malade y porte involontairement la main pour se gratter, il égratigne et ouvre le canal, en enlève le sarcopte, qu'il tient ainsi fixé à ses ongles, le communique à sa personne ou à tout autre individu qui vient en contact; de cette manière, il contribue non-seulement à propager la maladie sur son propre corps, mais à la transmettre aussi aux autres. »

Pour M. Hebra, le sarcopte étant la seule cause de la gale, le traitement ne doit avoir d'autre but que de détruire le parasite; seulement, comme les sillons ne se trouvent que 2 fois sur 100 autre part qu'aux pieds et aux mains, il se contente de faire des frictions aux pieds et aux mains avec des substances parasiticides.

Quant aux métastases de la gale, ce savant médecin les regarde comme des chimères et non comme des faits observés au lit des malades.

La dernière édition de l'*Abrégé pratique des maladies de la peau* de MM. Cazenave et Schedel, publiée en 1847, renferme une savante monographie de la gale.

Tout en attachant au sillon une importance diagnostique très-grande, M. Cazenave, à l'exemple de Biett, range la gale parmi les affections vésiculeuses.

Mon honorable maître explique la transmission des sarcoptes

d'un galeux à un individu sain, comme le fait M. Hebra, par le galeux lui-même, qui, poussé par la démangeaison, ouvre le sillon, en arrache le sarcopte avec les ongles, et le dépose sur une autre partie de son corps ou sur ceux qui l'entourent.

Dans cet article, M. Cazenave nous décrit la gale et tout ce qui a rapport à cette affection, avec cette précision et cette exactitude d'observation qui lui sont habituelles, et qui l'ont placé au premier rang de nos dermatologistes les plus distingués.

Jusqu'à cette époque, les auteurs qui ont observé et décrit le sarcopte de la gale n'ont pas signalé de sexe, et l'ont supposé à la fois mâle et femelle. M. Bourguignon lui-même, malgré ses laborieuses recherches, écrivait en 1847, dans un mémoire présenté, sous forme d'extrait, à l'Académie des sciences :

« L'acarus ne nous a jamais présenté d'organe sexuel mâle; nous l'avons toujours trouvé propre à pondre des œufs, et à se reproduire sans le secours d'aucun autre individu...

« Cette observation ne prouve cependant pas d'une manière absolue qu'il n'existe pas de mâles. »

Tel était encore l'avis de M. Bourguignon, lorsqu'il présenta en 1851 à l'Académie des sciences son *Traité entomologique et pathologique de la gale de l'homme*.

M. Bourgogne, préparateur d'objets microscopiques, possédait, depuis 1840, un individu mâle qui lui avait été livré, avec un assez grand nombre de femelles, par un employé de Saint-Louis, qui lui vendait les sarcoptes nécessaires à ses préparations; ayant eu occasion de voir plusieurs fois les sexes des acares des mammifères, M. Bourgogne reconnut facilement ce mâle, ainsi qu'un autre qui lui fut apporté depuis, et les joignit tous les deux aux divers objets présentés par lui à l'exposition de Londres en 1851.

Lorsque j'entrai en relation avec cet habile préparateur, j'examinai les deux mâles dont il s'agit, et pus voir à quels signes on les distinguait des femelles. Pour épargner à M. Bourgogne de payer fort cher des sarcoptes qu'il était si facile de se procurer, j'offris de lui donner ceux que j'extrayais à Saint-Louis; ma proposition fut accueillie avec reconnaissance, et comme les mâles, à cause de leur extrême rareté, étaient d'un meilleur rapport, je m'occupai surtout de leur recherche. Malheureusement M. Bourgogne, n'ayant jamais extrait de sarcoptes lui-même, ne pouvait me donner de renseignements à cet égard; après quelques tentatives infructueuses, je parvins, dans le courant de mars 1851, à trouver plusieurs mâles, soit accouplés, soit seuls.

Ce fut six mois après environ, que M. Bourguignon eut connaissance de ce fait, auquel il ne crut pas d'abord, et dont il ne tarda pas à vérifier l'exactitude, lorsque je mis à sa disposition un de ces sarcoptes, dont il put constater le sexe masculin.

Sur le conseil de M. Cazenave, alors mon chef de service, je dessinai le sarcopte mâle de la gale, et ce premier dessin parut, avec une description sommaire, dans un article publié par mon honorable maître dans le numéro d'octobre 1851 de ses *Annales des maladies de la peau et de la syphilis.*

Voici la traduction du passage des Notices de Froriep, publiées en Allemagne en 1846, qui pourrait faire penser qu'Eichstedt avait extrait avant moi des sarcoptes mâles.

« Voulant examiner si par hasard il existait aussi librement des acarus sur la main et dans les plis de la peau, il entreprit, à l'aide d'une forte loupe, des recherches sérieuses sur les mains des galeux; jamais il ne trouvait d'insecte libre sur la main, mais il en voyait souvent qui étaient enfoncés dans la peau, sans former de sillon, de manière à n'être recouverts que par une couche très-mince d'épiderme. Ces insectes apparaissent comme de petits points blancs, à peine visibles, sans former de soulèvement, bien moins encore de vésicules. Eichstedt prend les acarus ainsi trouvés pour des mâles. Ils se distinguent de ceux qui sont logés dans les sillons, principalement parce qu'ils *sont un peu plus petits, que les segments du corps se dessinent plus nettement, que les soies paraissent plus longues.* »

5

Ces caractères ne sont pas ceux du mâle, et s'appliquent probablement à des larves, ou à des jeunes femelles, qu'Eichstedt aura trouvées, au moment où elles commençaient à se creuser un sillon. Si l'observateur allemand eût réellement vu des sarcoptes mâles, il n'eût pas manqué de parler de la différence que présente la dernière paire de pattes chez le mâle et chez la femelle, et je ne puis admettre qu'une distinction aussi frappante ait pu échapper à un savant comme Eichstedt, qui a eu la constance de *mesurer les fèces* contenues dans la dernière portion du canal intestinal du sarcopte.

En 1852, parut le *Traité entomologique et pathologique de la gale de l'homme,* de M. Bourguignon.

Ce mémoire, couronné par l'Académie des sciences, est l'ouvrage le plus complet qui ait été encore publié sur ce sujet.

La partie entomologique est surtout très-intéressante; en plus des détails qu'elle renferme sur l'anatomie et la physiologie du sarcopte, elle contient encore des planches qui nous le représentent à ses diverses périodes de développement, depuis le moment où la transparence de l'œuf permet de l'apercevoir jusqu'à celui de sarcopte parfait.

Nous reviendrons plus tard sur cette première partie.

Dans la partie consacrée à la pathologie de la gale, M. Bourguignon, pour expliquer l'éruption, admet deux modes d'action du sarcopte. En outre de l'action mécanique réagissant de la superficie du derme sur le système nerveux, il y aurait encore une influence générale et latente, due à une sorte d'inoculation humorale. Je lis page 163 : « L'acarus inocule *incontestablement* un principe morbide, auquel il faut attribuer l'*évolution inévitable* des éruptions papuleuse, vésiculeuse et pustuleuse. »

Cette opinion me paraît très-contestable; car, lorsque M. Bourguignon nous parle, dans la partie entomologique, des fonctions de sécrétion du sarcopte, il ne signale aucun organe spécial affecté à cette sécrétion, et cependant l'élaboration d'un virus spécifique doit nécessiter un appareil sécrétant particulier. De plus, en admettant ce principe morbide inoculé par le sarcopte, il faut aussi admettre que certains malades sont réfractaires à cette infection; car M. Bourguignon lui-même écrit, page 157: «Assez souvent des malades ont le corps couvert de prurigo et de quelques pustules d'impetigo, *sans que les mains, qui sont envahies par une troupe d'acarus, offrent la moindre éruption.*» On sait aussi que M. Piogey a observé plusieurs cas de gales partielles, localisées au pénis.

De même, quand on dépose sur l'avant-bras plusieurs sarcoptes emprisonnés sous un verre de montre, l'éruption ne s'étend pas au delà de l'espace circonscrit par le verre.

Voici donc un certain nombre de cas dans lesquels ce virus n'aurait pas eu d'influence générale; il faudrait alors admettre qu'il n'amène pas *inévitablement* une éruption papuleuse, vésiculeuse ou pustuleuse.

M. Bourguignon admet, dans certains passages, la vésicule comme signe pathognomonique de la gale, et dans d'autres il la rejette.

Pour lui, ce n'est pas un signe constant; page 166, il appelle la vésicule *ce symptôme infidèle de la maladie*, et quelques pages plus haut, page 156, après avoir parlé des différentes vésicules que l'on rencontre chez les galeux, et qu'il nomme vésicules papuleuses et vésicules pustuleuses, il en décrit une espèce particulière, les vésicules proprement dites, dont le nombre dépasse rarement trois ou quatre pour chaque doigt, et que l'on rencontre encore à la naissance du poignet, et plus rarement sur la face palmaire des mains. *Ce sont là*, dit-il, *les véritables vésicules de la gale.*

Dans un autre passage, M. Bourguignon ajoute que ces éruptions revêtent un cachet indélébile qui n'appartient qu'à la gale.

De ce qu'exceptionnellement on a signalé quelques cas où la vésicule manquait, on n'en doit pas conclure qu'il n'y ait une éruption propre à la gale, et que cette éruption ne soit pas vésiculeuse, comme le dit Biett, Alibert, et autres médecins distingués, qui diagnostiquaient la gale d'après ce seul signe.

Malgré les observations des auteurs qui l'ont précédé, M. Bourguignon nie la possibilité de la transmission de la gale des animaux à l'homme et dit qu'on doit définitivement rayer cette contagion de l'étiologie de la gale ; mais depuis, de nouvelles recherches microscopiques, entreprises avec M. Delafond, sont venues prouver l'exactitude des observations recueillies par Biett et M. Cazenave. Pour guérir la gale, M. Bourguignon conseille, d'après Ambroise Paré, la staphisaigre (*delphinium staphisagria*), dont les graines réduites en poudre fine sont employées en solution dans l'alcool ou incorporées à l'axonge.

Biett avait déjà expérimenté la décoction de staphisaigre, qui lui avait été présentée par le Dr Ranque comme un spécifique infaillible, mais elle ne lui donna que des résultats incertains ; les nouvelles préparations de staphisaigre proposées par M. Bourguignon ne sont pas généralement adoptées.

En novembre 1852, parut, dans la *Gazette des hôpitaux,* la leçon clinique de M. Devergie sur la gale.

Contrairement à l'opinion de ses collègues, l'honorable médecin de Saint-Louis, au lieu de considérer la gale comme déterminée par la présence d'un parasite, avance qu'elle consiste avant tout *dans une éruption qui s'accompagne d'un produit particulier,* l'acarus. D'après M. Devergie, « si le plus souvent l'acarus est, par le fait de la transmission, la cause de la gale, il peut en être uniquement l'effet. Si l'acarus transmis d'un individu à un autre peut développer la gale, rien ne prouve que les produits de sécrétion, l'atmosphère du galeux, les vêtements imprégnés de cette atmosphère ou des produits de secrétion de la gale, ne puissent la faire naître. Les expériences faites dans le but de démontrer la contagion de la gale au moyen de l'insecte n'offrent pas peut-être un ensemble de preuves suffisantes pour admettre que ce soit là le seul moyen d'infection. »

Tous ces faits sont contraires à l'observation de chaque jour, et personne n'a jamais contracté la gale par l'atmosphère ou sous la seule influence de la malpropreté.

Quant à la contagion au moyen du sarcopte, si facile à constater, on peut s'étonner que MM. Devergie et Gruby, voyant tous les observateurs obtenir des résultats si différents des leurs, n'aient pas fait de nouveaux essais, pour se donner la gale au moyen de quelques sarcoptes bien vivants, déposés sur les avant-bras. Je pourrais citer plusieurs médecins des hôpitaux qui involontairement en ont fait l'épreuve.

Dans certains prurigo pédiculaires, la production spontanée des poux paraît incontestable à M. Devergie, elle serait même héréditaire dans quelques cas ; il en a conclu que le sarcopte pouvait, lui aussi, naître spontanément.

La cause de la maladie n'étant plus dans le parasite, le traitement ne doit pas être simplement insecticide. Cette conclusion est parfaitement naturelle, et l'honorable médecin de Saint-Louis dit qu'il faut tenir compte, dans la médication à suivre pour traiter les galeux, de l'ancienneté de la maladie, de sa forme, de son siége, et de son intensité.

Ces différentes assertions ont été réfutées avec talent, en 1853, par M. Piogey, auquel on doit d'importantes recherches sur la gale, dans une brochure qui a pour titre : *Mémoire sur le diagnostic de la gale de l'homme par l'inspection du sillon à l'œil nu.* Quand je m'occuperai des causes de la gale, je reviendrai sur la prétendue spontéparité du sarcopte ; M. Piogey n'y croit pas plus que moi, et voici les principales conclusions de son travail, basé sur l'observation attentive de 300 cas de gale, recueillis avec grand soin, pendant son internat à l'hôpital Saint-Louis.

1° L'acarus n'est jamais un produit morbide de l'éruption ; il ne naît point spontanément ; il est la cause unique et obligée de la gale.

2° Le mode de contagion par le sarcopte est constant quand on prend les précautions nécessaires.

3° La vésicule naît sous l'influence d'une irritation locale, ordinairement d'une morsure. Les autres éruptions sont les complications des formes de la maladie, liées à la durée de l'affection ou au tempérament.

Ces dernières lignes nous montrent toute l'importance que M. Piogey attache à la vésicule, puisqu'elle seule constitue une éruption propre à la gale, et tandis que les autres éruptions ne sont que des complications liées le plus souvent au tempérament des malades. Cependant la vésicule n'est pour lui qu'un symptôme vague, et ne pouvant servir d'élément de diagnostic, parce que souvent elle persiste après la destruction des sarcoptes.

M. Piogey rapporte dans son mémoire trois observations qui prouvent combien est important le diagnostic de la gale, lorsqu'elle a son siége principal aux parties génitales. Chez l'homme, ces organes sont très-fréquemment un lieu d'élection de cette maladie, et un examen superficiel peut la faire confondre avec les accidents secondaires de la syphilis.

La même année, la *Gazette des hôpitaux* publia la leçon clinique de M. Hardy sur la gale, avec des considérations nouvelles.

La gale, pour cet honorable médecin, est essentiellement parasitaire, et les éruptions qui l'accompagnent, n'étant qu'accessoires, ne peuvent servir à classer la maladie.

L'éruption vésiculeuse n'est pas celle qui s'est le plus souvent présentée à l'observation de M. Hardy ; d'après ses relevés, une fois sur dix, on ne trouverait pas de vésicules.

L'éruption qui, par ordre de fréquence, se rencontre le plus ordinairement chez les galeux, est l'éruption papuleuse ; elle ne manquerait qu'une fois sur cent. Quant aux pustules, M. Hardy admet approximativement qu'elle manque une fois sur sept ou huit.

Dans la classification de Willan, la gale devrait donc figurer parmi les affections papuleuses.

Le siége occupé par l'une ou l'autre de ces formes éruptives sera d'une grande importance pour déterminer la maladie, mais le diagnostic ne sera rigoureusement établi que lorsque l'on trouvera le sillon et le sarcopte.

M. Hardy est chargé à Saint-Louis du service des galeux, et par conséquent en voit un trop grand nombre pour ne pas être convaincu, contrairement à M. Devergie, que le sarcopte est l'unique cause de la gale ; mais il se demande si les animaux ne pourraient pas nous la transmettre. « Pour mon compte, nous dit-il, je suis certain d'avoir vu des éruptions prurigineuses, mais sans sillons, à des individus qui étaient en contact habituel avec des chiens ou des chats galeux, et au moyen des parasiticides, j'ai obtenu une guérison très-prompte. » Bien qu'il soit très-probable que ces individus étaient galeux, M. Hardy est trop logique pour conclure à l'existence de la gale chez eux, puisqu'il n'a pas trouvé le moindre sillon, seul signe pathognomonique qu'il admette.

C'est à M. Hardy que l'on doit d'avoir modifié le traitement de la gale, et de l'avoir institué tel qu'on le pratique en ce moment à l'hôpital Saint-Louis.

En 1853, M. Chausit publia son *Traité élémentaire des maladies de la peau*, d'après les leçons cliniques de M. Cazenave.

Dans cet ouvrage, M. Chausit place la gale, d'après la classification nouvelle de M. Cazenave, dans le septième groupe (corps étrangers), renfermant les affections cutanées qui résultent de la présence d'un parasite animal.

Cette affection a été de la part de M. Chausit l'objet d'une étude toute particulière, comme on peut facilement s'en convaincre en lisant les pages qu'il lui consacre ; il n'est pas un seul point de la gale qui n'ait été traité et approfondi par ce savant observateur.

Dans cette monographie, M. Chausit rapporte sommairement l'histoire d'une jeune fille atteinte d'une affection de la peau, à forme inusitée, qui n'était autre que la gale, et dont l'observation a été recueillie par M. le professeur Boeck, de Christiania.

Deux fois, depuis cette époque, la gale s'est présentée avec ces caractères heureusement exceptionnels, entre autres chez un malade du service de M. Cazenave. Comme c'est la première fois que cette forme particulière de la gale a été signalée en France, j'en rapporterai plus loin l'observation en entier.

Le *Moniteur des hôpitaux* a publié l'année dernière les *Leçons cli-*

niques sur les maladies de la peau, de M. Bazin. La gale, qui fait le sujet de la dernière leçon, est traitée d'une façon remarquable par l'honorable médecin de Saint-Louis ; mais il est à regretter que la partie entomologique de la maladie ait été sacrifiée.

En 1850, M. Bazin s'est servi, pour guérir la gale, des frictions générales, qui ont été depuis adoptées pour le traitement de l'hôpital Saint-Louis, et en a fait une condition indispensable d'une guérison certaine, en allant, par ce moyen, détruire le sarcopte partout où il se trouve. Les frictions, bornées aux lieux d'élection de la gale, pouvaient guérir en quelques jours la maladie ; mais elles avaient parfois l'inconvénient de respecter quelques sarcoptes, logés sur une région saine en apparence.

Dans la dernière édition du *Traité des maladies de la peau* que vient de publier M. Devergie, nous retrouvons les mêmes idées sur la cause de la gale que celles que nous avons déjà examinées à propos de la leçon clinique du même médecin dans la *Gazette des hôpitaux* de 1852.

M. Devergie a ajouté deux dessins, qui représentent justement le contraire de ce qu'il a voulu nous faire voir ; il donne le sarcopte mâle pour la femelle, et la femelle pour le mâle.

Une erreur d'un autre genre se trouve dans les deux dernières éditions du *Dictionnaire de Nysten* ; l'auteur a figuré, comme appartenant à un même individu, la face dorsale de la femelle et la face ventrale du mâle.

M. Bazin vient de publier un ouvrage important sur les maladies parasitaires de la peau, dans lequel il reproduit son excellente leçon clinique sur la gale.

II. Animalcule.

1° Noms.

Les médecins français ont désigné le parasite de la gale sous les noms de *pou*, *insecte*, *ciron* et *mite de la gale*, *acare*, *sarcopte* et *zoopsore*.

Linné avait d'abord regardé ce parasite comme un animal parfaitement distinct; il l'avait mis dans son genre *acarus*, et désigné sous le nom d'*acarus scabiei*. Plus tard il eut, comme on l'a vu, la malencontreuse idée de le réunir avec le ciron de la farine et celui du fromage. Il donna aux trois espèces le nom d'*acarus siro*.

On voit, d'après ce qui précède, suivant la judicieuse remarque de M. le professeur Moquin-Tandon, que l'erreur volontaire ou involontaire de Galès n'était pas nouvelle.

Pallas distingua nettement l'acarus de la gale de celui de la farine et de celui du fromage. Cette séparation fut admise par Latreille, qui proposa pour le premier l'établissement d'un genre nouveau, sous le nom de *sarcopte*, de σάρξ, chair, et κόπτειν, couper (*sarcoptes*), et l'espèce qui nous occupe fut appelée *sarcoptes scabiei*.

2° Description.

§ I. *Description générale.* — Rostre peu saillant, étroit; tête confondue avec le corselet (céphalothorax), à quatre segments assez marqués, le dernier distinct de l'abdomen sur les côtés; deux courts aiguillons ou spinules sur le bord antérieur; trois paires d'aiguillons gros et courts en triangle sur les trois derniers segments thoraciques. Saillies cutanées, nombreuses, coniques, aiguës, interrompant les stries du corps, derrière les aiguillons, jusque sur les côtés de l'abdomen et entre les sept paires de spinules de la partie postérieure; une paire de longues soies dorsales, au niveau des secondes pattes, une paire de soies sur les côtés du corps, et une sous le ventre à la même hauteur; près de l'anus, qui est rétrodorsal, deux paires de longues soies, dont les plus grandes sont les plus internes; apodème céphalo-thoracique médian, descendant aussi loin que ceux de la deuxième paire de pattes; face ventrale, paraissant presque aplatie et présentant des rides transversales, flexueuses et parallèles, plus accentuées dans la région moyenne, au tiers antérieur de l'abdomen; face dorsale bombée, également marquée de stries sinueuses, symétriques.

Femelle. Longue de 3 à 4 dixièmes de millimètre environ, large de 2 à 3, grisâtre et légèrement rosée; rostre petit, un peu ovalaire, obtus et comme tronqué; vulve transversale sur le milieu du troisième anneau; avec une paire de poils courts sur la lèvre antérieure; les deux paires de pattes postérieures articulées sur des apodèmes libres, et portant une très-longue soie au bout de leur tarse.

Mâle. Long de 2 à 2 dixièmes et demi de millimètre sur un quart de moins en largeur; gris roussâtre; rostre moins obtus et relativement plus large, à cause du plus grand développement des palpes; organe génital complexe, fixé entre les deux dernières paires de pattes par une pièce médiane à deux branches, s'articulant avec les apodèmes des quatre pattes postérieures, réunies en deux paires de chaque côté; tarse de la quatrième paire, pourvu d'une ventouse pédiculée, au lieu de soie; saillies cutanées, moins nombreuses que chez la femelle.

§ II. *Organes de nutrition.* — La face supérieure du rostre présente en avant deux plans étagés, qui montrent successivement la base des palpes repliés et plissés, puis au devant et plus bas les joues, l'extrémité des palpes et des mandibules à peu près sur le même plan.

La face inférieure du rostre forme une surface plus régulière, bien que les détails en soient plus compliqués.

On y distingue, d'après les dernières recherches de M. Ch. Robin :

1° Le sillon médian de séparation des mandibules, le crochet mobile de sa branche supérieure ; la masse jaune rougeâtre, arrondie en arrière, et représentant la partie principale de ces mandibules didactyles, dont le doigt inférieur, qui est immobile.

2° Les deux mâchoires courbées, dont la réunion forme une pièce présentant l'aspect d'un fer à cheval.

3° Sur le milieu de leur convexité, la plaque carrée du menton ; puis au devant la lèvre, qui est membraneuse et transparente, et forme le plan le plus inférieur du rostre ; elle porte deux poils et se continue en arrière avec les mâchoires et sur les côtés avec les palpes, mais s'avançant moins loin qu'eux.

A la face supérieure de cette lèvre, on voit par transparence la languette en forme de fer de lance.

4° Les palpes, un peu plus transparents que les mâchoires, sont jaunâtres ; ils sont placés en dehors de ces dernières, et formés de trois articles, dont le premier est le plus volumineux ; le second porte deux poils ; le troisième, très-petit, n'en porte qu'un ; ces poils sont plus longs que le rostre.

5° Enfin le long des palpes, le rostre est bordé par les joues transparentes incolores (*faux palpes* et *lèvres* de quelques auteurs) (1), qui sont un prolongement en forme de prépuce du rebord membraneux (camérostome) qui embrasse en avant la base du rostre.

La bouche aboutit à un œsophage étroit et allongé.

M. Bourguignon n'a pas reconnu l'estomac du sarcopte, et pense que cet organe est remplacé par une sorte de parenchyme celluleux, auquel il donne le nom de *sarcode*, et dans lequel se ferait l'élaboration de l'aliment. Cette manière de voir paraissait peu vraisemblable ; M. Wieger, professeur agrégé à la Faculté de Strasbourg, a été plus heureux, et a réussi à mettre l'estomac du sarcopte en évi-

---

(1) J'avais partagé cette erreur dans la première édition de ce travail.

dence. J'ai vu deux fois ce viscère, après avoir plongé des sarcoptes dans une liqueur colorée et dans du sang. L'estomac est placé à peu près transversalement ; il présente la forme d'un rein un peu allongé et un peu irrégulier.

Le rectum, parfaitement décrit par M. Bourguignon, est un canal peu sinueux, que l'on voit par transparence, à la partie moyenne et postérieure du corps. Ce canal se dilate, vers sa terminaison, en une sorte de cloaque qui aboutit à l'anus, lequel s'ouvre au fond de la petite échancrure placée au bord postérieur de la face dorsale du corps. Ce canal renferme une matière d'une couleur brune foncée.

On ne trouve dans le sarcopte ni trachées ni stigmates, quoiqu'il ait été placé par les auteurs dans les arachnides trachéennes. M. Bourguignon suppose que cet animalcule respire par la bouche : plusieurs fois il l'a vu déglutir des bulles d'air, et il en a conclu que le sarcopte introduit ces bulbes d'air dans le tissu sarcodique, et que ce dernier remplit à la fois les fonctions de trachées et d'estomac.

Je préfère admettre l'opinion professée par M. Moquin-Tandon, à savoir : que le sarcopte respire par la surface de la peau.

La déglutition de l'air s'observe très-souvent chez les mollusques gastéropodes, animaux pourvus d'un appareil respiratoire spécial assez développé, et elle se lie avec un tout autre phénomène.

Le sarcopte n'a pas de cœur. Possède-t-il un vaisseau dorsal ? Les observations les plus minutieuses n'ont pu parvenir à le faire apercevoir. Le sang du sarcopte est tout à fait incolore.

§ III. *Organes de relation.* — Dans la région moyenne, contre l'œsophage, M. Bourguignon a observé un petit renflement transversal et oblong : il le considère comme le centre nerveux du sarcopte.

Cette dilatation, qu'on serait tenté de croire bilobée, nous paraît en effet représenter les ganglions cérébroïdes. Il en part en avant et en arrière des fibrilles, qui sont très-certainement des petits filets nerveux. Ce renflement envoie-t-il à droite et à gauche une anse nerveuse pour constituer un collier? En d'autres termes, le sarcopte possède-t-il un anneau nerveux œsophagien, comme les autres arachnides, ou bien son système nerveux est-il rudimentaire? *Adhuc sub judice lis est.*

Ainsi que nous le dirons dans les *considérations générales*, le sarcopte n'a pas d'yeux. C'est par erreur que plusieurs auteurs lui en ont attribué une paire; ils ont pris probablement pour ces organes le renflement qui se trouve à la base des deux poils latéraux et inférieurs de la tête.

Le sarcopte présente quatre paires de pattes, disposées en deux groupes. C'est, ainsi qu'on le verra plus tard, un des caractères qui le distinguent des *acares*.

Nous ne suivrons pas dans la description de ces organes M. Bourguignon, qui croit y reconnaître une *hanche*, un *trochanter*, un *trochantin*, une *cuisse*, une *jambe*, un *tarse*.

Nous diviserons chaque patte en deux parties : une basilaire, et l'autre filiforme.

La partie basilaire est conoïde; on y remarque des pièces solides transversales, qui sont étroites, rougeâtres et écailleuses. Ces pièces sont au nombre de quatre; l'inférieure, dans les deux premières paires de pattes, est très-oblique, et bifide du côté externe. Dans les deux dernières paires de pattes, ces pièces, également au nombre de quatre, sont transversales et presque parallèles ; l'inférieure seulement est arquée de bas en haut.

A la naissance de la partie filiforme, on remarque un long poil et un ou deux petits.

La partie filiforme des deux premières paires de pattes est très-déliée, droite, roide, presque cylindrique, tubuleuse, et offrant, tout à fait à son extrémité, une sorte d'ampoule ou *pelote vésiculeuse* (Latreille).

Cette partie déliée et sa ventouse terminale sont désignées sous le nom d'*ambulacres* (Raspail).

Les deux paires de pattes postérieures sont terminées par une longue soie, traînante, arquée et pointue.

Les soies de l'avant-dernière paire de pattes du sarcopte mâle sont beaucoup plus longues que chez la femelle. Ce caractère a été négligé dans la figure donnée par M. Bourguignon.

Mais ce qui distingue surtout le sarcopte mâle de la femelle, c'est la présence à sa dernière paire de pattes d'une petite pelote vésiculeuse terminale, semblable à celle des deux premières paires. Nous ajouterons que ces mêmes dernières pattes ont la partie grêle supportant cette espèce de pelote assez courte, de telle sorte que l'extrémité de l'organe dépasse à peine le bord de l'abdomen.

Nous insistons sur ce caractère, qui n'est pas suffisamment indiqué dans l'excellente figure donnée par M. Bourguignon.

Les pattes présentent à leur base, comme chez beaucoup d'insectes, des pièces étroites, écailleuses et rougeâtres, qui servent à l'insertion de ces organes : elles sont désignées sous le nom d'*épimères*.

À la première paire de pattes, elles se composent d'une partie arquée, qui contourne la base de l'organe (laquelle se joint à une autre pièce qui concourt à former un anneau incomplet autour du cou), et produit avec elle un *apodème* longitudinal, presque droit, que l'on pourrait comparer à une sorte de sternum.

À la deuxième paire, nous trouvons aussi une branche arquée basilaire, et une autre branche antérieure qui va rejoindre la première paire de pattes. La réunion des deux branches produit un apodème oblique de dehors en dedans, légèrement flexueux, qui s'arrête au niveau et à une certaine distance de la pièce sternale.

Chez la femelle, ces apodèmes ne dépassent pas le tiers antérieur du corps ; chez le mâle, ils arrivent à la moitié.

Dans les deux paires postérieures, les deux branches forment une espèce d'arc qui entoure la base et le tiers inférieur de l'organe ; cet arc est porté par un apodème, avec lequel il s'articule.

Chez le mâle, les apodèmes des pattes postérieures sont soudés à leur origine, et forment par leur réunion une arcade à convexité antérieure. Une anse médiane relie à leur naissance ces deux arcades, et forme avec elles un arc à concavité tournée en avant; cet arc touche presque à l'extrémité postérieure des pièces sternale et latéro-sternale.

Du milieu de l'anse médiane, part en arrière une pièce longitudinale, analogue à celle qui représente le sternum, mais plus courte, et qui a été prise par quelques auteurs pour une dépendance de l'organe sexuel; cette pièce se bifurque bientôt, et ses branches vont entourer et protéger l'appareil générateur.

Cet ensemble de pièces cornées, plus nombreuses, plus longues et plus rapprochées, que chez la femelle, constitue pour le mâle une charpente solide et moins incomplète que dans l'autre sexe.

Ces apodèmes sont plus courts que ceux des pattes antérieures, et s'insèrent plus loin de la ligne médiane; ceux de l'avant-dernière paire sont légèrement arqués d'avant en arrière, et ceux de la dernière sont droits.

§ IV. *Organes de reproduction*. — Nous savons peu de chose sur les organes sexuels du sarcopte de la gale.

J'ai publié en 1851, dans les *Annales des maladies de la peau et de la syphilis*, une description et un dessin peu exacts de l'appareil masculin. Ce même appareil a été depuis représenté par M. Bourguignon et par M. Worms; leurs dessins ne sont pas d'accord entre eux, et ces observateurs ont pris pour une dépendance de cet appareil la curieuse pièce cornée qui le soutient et le protége.

Une excellente préparation, que je conserve avec soin, m'a mis sur la voie de rectifier mes premières conjectures.

A. *Appareil mâle*. Cet appareil se rencontre à la partie postérieure et médiane de l'abdomen, entre les deux branches de l'apodème dont nous avons déjà parlé.

Son orifice paraît entre la dernière paire de pattes, à une faible distance du bord postérieur, et par conséquent de l'ouverture anale. L'orifice masculin se voit très-distinctement au microscope solaire : c'est une ouverture à peu près elliptique et transversale ; de chaque côté, part un corps grêle, vasculiforme, dirigé d'arrière en avant, et arqué de dedans en dehors ; l'un et l'autre corps sont légèrement brunâtres et représentent très-probablement les testicules.

Entre ces derniers organes, se remarque un corps presque transparent, à peu près cylindrique, un peu dilaté à une extrémité et comme tronqué à l'autre ; ce corps nous semble être le pénis enfermé dans son fourreau.

Ce dernier offre à sa base, à droite et à gauche, une racine également vasculiforme, qui s'écarte de la ligne médiane ; ces deux racines paraissent constituer deux testicules supplémentaires, ou peut-être mieux deux prostates, et vont joindre les deux testicules, avec lesquels elles semblent se confondre.

J'ai observé cette disposition des parties masculines dans sept individus. Le dessin publié par M. Worms concorde assez bien avec cette description.

Dans la figure que j'ai donnée dans les *Annales des maladies de la peau et de la syphilis*, les deux arcs formés par les testicules et les prostates sont disposés en sens inverse, c'est-à-dire courbés d'avant en arrière, et l'orifice se trouve très-rapproché de la bifurcation de l'apodème. M. Bourguignon a représenté une organisation à peu près semblable, et depuis la publication de son excellent travail, j'ai eu l'occasion de faire des observations analogues sur deux individus.

A quoi tient cette différence dans la situation des éléments génitaux ? d'où vient ce renversement ? Est-il une suite de l'état jeune ou de l'état adulte du sarcopte, ou arrive-t-il après l'accouplement ? Cette dernière disposition serait-elle la normale ; et celle que nous avons décrite plus haut représenterait-elle au contraire l'appareil renversé ?

B. *Appareil femelle.* Nous ne trouvons rien dans aucun auteur de relatif à cet appareil ; nous avons examiné un grand nombre d'individus femelles adultes, et nous n'avons jamais pu observer ni l'orifice ni l'ovaire ou les ovaires, ni même l'oviducte.

Nous sommes tenté d'admettre, avec M. Worms, que le cloaque du rectum est commun à ce canal et à l'oviducte ; par conséquent il n'y aurait qu'un seul orifice pour le tube digestif et l'organe sexuel. Nous avons rencontré souvent des femelles fécondées, mais l'œuf était trop avancé et trop développé pour qu'il nous ait été possible de distinguer la poche ou le canal qui le renfermait.

Dans un dessin de M. Bourguignon, on voit une femelle portant quatre œufs ; je dois dire que je n'en ai jamais observé qu'un seul à la fois.

Un jour j'ai recueilli, sur la main d'un étudiant en médecine, 22 femelles ; il y en avait 20 ovigères ; toutes ne renfermaient qu'un seul œuf. Cet œuf, examiné par transparence, est disposé dans le sens du grand axe du corps, et jamais en travers ; au moment de la ponte, il acquiert un volume tel que son diamètre longitudinal égale la moitié de celui du corps de la mère.

En 1687, Isaac Colonello, dessinant un sarcopte pour Cestoni, crut voir l'œuf sortir de l'orifice commun au tube digestif et à l'organe sexuel.

M. Bourguignon admet une fente transversale sinueuse vers le milieu de l'abdomen ; il se demande si c'est par là que sont pondus les œufs.

On peut constater l'existence de cette fente, située au niveau de l'extrémité inférieure de l'apodème médian, et se présentant sous la forme d'un arc un peu irrégulier à concavité antérieure.

3º MOEURS.

§ I. *Considérations générales.* — Le sarcopte de la gale est un animalcule essentiellement fouisseur ; nous parlerons bientôt du jeu de ses organes maxillaires, et des différentes phases de son travail sous-épidermique.

Ce parasite a besoin pour vivre de la température humaine. Quand on l'isole, si on ne le tient pas dans un milieu échauffé, il ne tarde pas à s'engourdir. Cet engourdissement se termine par la mort au bout d'un certain temps ; mais, si on expose cet animalcule, le lendemain et même le surlendemain de son extraction, à l'influence du soleil ou qu'on le réchauffe avec l'haleine, il se ranime avec rapidité.

Cette arachnide est tout à fait nocturne, caractère parfaitement approprié à son existence *souterraine,* si l'on peut parler ainsi, annoncé du reste *a priori* par l'absence des yeux.

La différence des pattes antérieures et postérieures devait avoir une influence sur la progression du sarcopte. Il se sert habilement des premières, terminées par des pelotes vésiculeuses ; mais il traîne les secondes, qui n'ont pas ces dilatations et qui sont beaucoup plus longues.

Nous avons observé plusieurs fois la marche du sarcopte, quand il se trouve accidentellement sur la peau. Il marche lentement, et j'ai peine à croire qu'il puisse aller de la main à l'épaule en dix minutes, ainsi qu'on l'a prétendu. Je suis encore plus éloigné d'admettre, avec J. Adams, médecin anglais, que ces animaux aient la faculté de *sauter* comme les puces, et que ce soit là un des principaux moyens de transmission que la nature leur ait donnés. L'organisation des pattes s'oppose tout à fait à cette explication.

Les mâles et les larves marchent beaucoup plus rapidement que les femelles.

§ II. *Travail du sarcopte.* — Le sarcopte de la gale est admirablement organisé pour entamer l'épiderme et pour s'y creuser un logement ; quand il se trouve sur la peau, sa grande préoccupation est de trouver un lieu qui lui convienne.

Il explore avec soin les replis et les anfractuosités des poils dont le follicule soulève l'épiderme (Bourguignon), et si l'endroit lui semble propice, il se met aussitôt à l'œuvre.

Si l'on dépose un sarcopte dans l'intervalle des doigts, on ne tarde pas à le voir fouiller l'épiderme, sous lequel il disparaît, au bout d'un temps variable. Quelquefois, en moins d'une heure, le corps entier est caché, et les soies qui terminent les pattes postérieures sont seules visibles.

Le mâle et la larve parcourent avec rapidité la peau, pendant quelques instants, avant de commencer leur travail ; la femelle, au contraire, reste d'abord immobile, puis se met lentement en mouvement, et attaque l'épiderme presqu'à l'endroit même où on l'a déposée.

Le mâle et la larve ne soulèvent que la quantité d'épiderme nécessaire pour se cacher ; seule, la femelle poursuit cette route sous-épidermique qui constitue le *sillon*.

§ III. *Sillon*. — Lorsque le sarcopte veut se creuser un abri, on le voit s'arrêter, se soulever très-obliquement à l'aide de longues soies qui terminent ses pattes postérieures, formant alors avec la peau un angle très-ouvert, mais ne lui devenant jamais perpendiculaire, ainsi qu'on l'a avancé dans un excellent ouvrage.

Cette position oblique lui est utile pour pratiquer sa première incision ; pour ce travail, l'animalcule emploie ses fortes mandibules, et surtout ses palpes et faux palpes, dont l'insertion, la taille énorme, la pointe et la dureté, sont merveilleusement appropriées à cet usage.

On assure que ces dernières parties, dans l'action du creusement, au lieu d'agir par antagonisme, comme les pièces maxillaires, sont portées alternativement l'une devant l'autre, de droite à gauche et de gauche à droite (Bourguignon et Delafond).

A l'extrémité initiale ou orifice du sillon, on voit les lambeaux épidermiques que le sarcopte a déchirés et écartés pour se frayer un passage ; cette ouverture présente une forme et une apparence irrégulières.

Bientôt la tête du sarcopte s'engage sous l'épiderme, il continue à creuser pendant un certain temps, et lorsque l'extrémité céphalique et les pattes antérieures sont recouvertes, il les retire aussitôt. On serait tenté de croire qu'il renonce à son travail pour aller fouiller dans un autre point, mais il n'en est rien.

L'ouverture, on le conçoit facilement, ne pouvant pas être assez large pour laisser passer le corps entier, dont le diamètre transversal dépasse de beaucoup celui de la tête, le sarcopte incise alors à droite et à gauche (Bourguignon).

Lorsqu'il a suffisamment élargi la voie, il pénètre sous l'épiderme par cette ouverture et n'en sort plus.

Pour cheminer, il est obligé de porter ses organes de creusement tantôt à droite, tantôt à gauche de sa tête ; ses appendices cornés et ses poils roides se soulèvent quand il veut forcer ; ils se couchent au contraire quand il veut avancer. Ces mêmes organes sont un obstacle au recul, et l'animalcule ne peut sortir qu'en ouvrant sa galerie.

M. Aubé, et depuis quelques observateurs, ont dit que le sarcopte, à l'entrée de la nuit, sortait de son gîte et se promenait à la surface de la peau. De nombreuses observations s'opposent à cette conclusion, et les parasites que l'on trouve parfois errants sur la peau ont été probablement arrachés de leur sillon par les ongles du malade.

On verra plus loin que les petites perforations que présente la voûte du sillon ne sont pas assez larges pour fournir passage au sarcopte ; d'un autre côté, les poils longs et roides qui garnissent la face dorsale, la longueur de ses pattes postérieures, s'opposent à ce qu'il puisse marcher à reculons, ou se retourner pour sortir par l'entrée de sa galerie.

Dans certains cas, le sarcopte peut-il percer son sillon pour en sortir ? Plusieurs auteurs sont pour l'affirmative, et nous partageons tout à fait leur opinion.

Je décrirai le sillon avec d'autant plus de soin, qu'il sert à constater la présence du parasite, et par suite à diagnostiquer la gale.

Le sillon ressemble en général à cette traînée blanchâtre que produit une épingle promenée légèrement sur la peau.

Il n'affecte pas de forme particulière; quelquefois il suit exactement la direction des plis articulaires, quelquefois au contraire il est tortueux et décrit des lignes de formes très-diverses.

Sa couleur varie avec l'état de la peau du malade et avec certaines professions : chez les individus dont la peau est fine et qui sont propres, le sillon est blanc grisâtre; chez ceux qui sont malpropres et dont la peau est dure et cornée, il est noirâtre.

Enfin le sillon prend aussi la teinte que certaines professions impriment à la peau.

La longueur est en rapport avec le temps depuis lequel dure la maladie, et peut aller jusqu'à 2 et même 3 centimètres.

Lorsque le sillon est court, il est plus élevé, et le relief qu'il forme tend à diminuer, à mesure que la maladie se prolonge.

Sur un sillon bien apparent, on distingue des petits points de couleur foncée, qui sont placés à des distances inégales, mais assez rapprochés les uns des autres.

Ces points noirs sur la partie blanche du sillon lui donnent une apparence ponctuée; cette partie blanche du sillon est formée par l'épiderme mortifié qui constitue la voûte de la galerie, et les points noirs sont de petites solutions de continuité, permettant l'accès de l'air dans le sillon, et destinées aussi, peut-être, à donner passage à la larve après son éclosion. Quant au sarcopte lui-même, ses dimensions lui interdisent cette voie.

Gîte. Le sillon a deux extrémités : l'une ouverte, par laquelle est entré le sarcopte; l'autre parfaitement close, où il se tient. Nous avons décrit plus haut la première; nous allons maintenant traiter de la seconde.

Celle-ci se présente sous la forme d'une petite dilatation arrondie, plus luisante et généralement plus blanche que le reste du sillon (éminence acarienne de M. Bazin).

Elle est aussi plus élevée, et l'on peut quelquefois, par transparence, y apercevoir le sarcopte, qui s'y tient tapi. Cette extrémité est imperforée, et n'existe telle que je viens de la décrire qu'autant que le parasite n'en a pas été arraché par l'action des ongles ou le frottement des vêtements ; car alors cette petite éminence qui contenait le sarcopte disparaît avec lui, et les lambeaux de la pellicule épidermique qui la formait, une fois déchirés, donnent à cette extrémité la plus grande ressemblance avec l'orifice d'entrée du sillon.

Extraction. Voici comment l'on doit procéder à l'extraction du sarcopte, une fois que son gîte a été reconnu.

On introduit doucement une épingle ordinaire, presque parallèlement à la peau, de façon à passer au-dessous du sarcopte ; lorsque la pointe de l'épingle a traversé le gîte et reparaît du côté opposé à celui par lequel elle a été introduite, on doit voir sur elle, si l'opération a été bien faite, le sarcopte, qui s'y tient cramponné. On soulève alors légèrement l'épingle, afin de déchirer le petit lambeau épidermique que son passage ne détache pas toujours complétement.

Quand le sarcopte n'est pas sur l'épingle, cela tient le plus souvent à ce qu'elle a été introduite trop superficiellement, et qu'au lieu de pénétrer sous le sarcopte, elle a passé au-dessus ; dans ce cas, n'étant plus recouvert par l'épiderme, on l'aperçoit facilement dans son gîte.

Si on ne le voit pas et qu'on soit certain de ne pas l'avoir projeté au loin en détachant trop brusquement l'épiderme, il est probable ou que l'on a fouillé un sillon déjà déchiré, ou que l'on s'est trompé d'extrémité.

Cette petite opération est d'une extrême simplicité et ne demande qu'un peu d'habitude et une *vue ordinaire*.

Quand le sarcopte repose sur la convexité d'une vésicule sur laquelle passe le sillon, il faut procéder avec plus de soin encore, pour ne pas donner issue à la sérosité en ouvrant la vésicule, ce qui rendrait la recherche du sarcopte plus difficile.

Les mâles, à cause de leur plus petite taille, pénètrent facilement dans le sillon tracé par la femelle ; on les y rencontre quelquefois au moment de l'accouplement ; peu de temps après l'éclosion, les larves quittent le sillon maternel et vont se creuser une retraite particulière.

Le mâle et la larve se trouvent, sous une simple pédicule épidermique, dans le voisinage des sillons ; ce gîte ressemble à l'orifice initial de la galerie de la femelle, et on les en extrait de la même façon.

Le microscope mobile n'est pas plus nécessaire dans ce cas que dans l'autre, et une simple loupe suffit pour distinguer le mâle de la larve, une fois extraits ; l'absence de la dernière paire de pattes chez la larve la fera de suite reconnaître.

On trouve encore, dans le sillon, des œufs, des fragments d'enveloppe, provenant de la métamorphose des jeunes larves, des matières d'un brun rougeâtre, analogues à celles qui sont dans l'intestin du parasite, et enfin quelquefois des sarcoptes morts.

§ III. *Accouplement.* — A l'époque de l'accouplement, les mâles pénètrent dans les sillons et y rencontrent les femelles.

Si l'on s'en rapportait aux observations publiées par les auteurs sur l'accouplement des acariens qui vivent sur les mammifères, on serait tenté de croire que l'union sexuelle s'opère par le rapprochement du bord postérieur du mâle et de la femelle.

D'après M. Bosc, les acariens du chat, d'après Waltz, ceux du mouton, et enfin ceux du cheval, d'après M. Raspail, présenteraient ce mode d'accouplement.

Mes observations directes, d'accord avec celles de M. Worms, nous apprennent que l'union copulatrice est différente dans le *sarcoptes scabiei.* Deux fois j'ai trouvé, dans un sillon, deux sarcoptes unis ensemble, et placés ventre à ventre, le mâle en dessous. L'orifice sexuel mâle explique parfaitement cette position, et il est très-probable que les pelotes vésiculeuses qui terminent la dernière paire de pattes postérieures masculines, portées par un court pédicule, servent à assurer l'union sexuelle.

M. Bourguignon prétend que « le sarcopte mâle ne s'adresse jamais qu'aux femelles *vierges de tout accouplement ;* » d'où il résulterait qu'un seul accouplement servirait pour toute la vie de la femelle. Nous ignorons sur quelles observations est fondée cette théorie.

OEufs. Le sarcopte femelle dépose ses œufs dans le sillon.

D'après M. Bourguignon, ils sont souvent groupés quatre par quatre, d'espace en espace, de telle sorte qu'une seule galerie peut en contenir de quinze à vingt. La femelle fait plusieurs pontes successives, de trois à cinq œufs chacune, et elle y emploie quatre ou cinq jours ; elle peut pondre une vingtaine d'œufs dans un mois, et cela après une seule fécondation.

Au moment de la ponte, ces œufs sont ovoïdes, blanchâtres et comme nacrés ; M. le professeur Moquin-Tandon les compare aux perles de l'*unio margaritifer ;* ils présentent en moyenne une longueur de $0^{mm},18$ sur une largeur de $0^{mm},09$.

D'après une excellente épreuve photographique de mon ami Bertsch, il semblerait qu'il y a un petit pertuis à l'une des extrémités de l'œuf.

Dernièrement, ayant enfermé sept femelles fécondées dans un porte-liquide placé dans ma poche, afin de les observer avec mon honorable président, pendant le trajet de Saint-Louis au Jardin botanique, trois œufs furent pondus, et nous pûmes les examiner quelques minutes après.

Les œufs, fraîchement sortis du corps, ont été bien représentés par quelques auteurs anciens, et la figure qu'en donne M. Renucci (thèse, pl. II, fig. 5), d'après l'un d'eux, est fort exacte. A mesure que l'œuf se développe, il se déprime et ressemble grossièrement à un galet. Toutes les figures de M. Bourguignon représentent des œufs plus ou moins avancés et revêtant cette forme.

Larves. On assure qu'il faut une dizaine de jours pour que l'œuf produise un nouvel individu.

Au moment de la naissance, les larves offrent seulement un 0,06 de millimètre de long, et n'ont pas encore d'appendices filiformes sur le dos; elles n'ont que six pattes au lieu de huit; la dernière paire n'existe pas encore. En sortant du sillon, ces larves sont très-agiles; elles s'abritent sous des pellicules d'épiderme, qu'elles soulèvent, n'étant pas encore capables de creuser une galerie.

Au bout de quelques jours, elles s'engourdissent; leur peau se ride, se déchire, tombe par lambeaux; la quatrième paire de pattes se développe, les organes sexuels apparaissent, et l'animal se trouve à l'état parfait (Bourguignon).

§ IV. *Classification.* — L'animalcule de la gale n'est pas un insecte, mais bien un arachnide.

Cette dernière classe a été divisée en deux ordres : 1° les *arachnides pulmonaires,* qui ont des espèces de poumons en forme de sac, un cœur et des vaisseaux bien distincts; 2° les *arachnides trachéennes,* qui respirent par des trachées et ne présentent point d'organes de circulation.

Les auteurs s'accordent à placer l'animalcule de la gale parmi ces dernières, quoiqu'il ne possède rien, comme nous l'avons vu, qui ressemble à des trachées. Il respire par la surface de la peau, comme les animaux les plus simples en organisation, et c'est à tort que M. Bourguignon nous le représente comme respirant par la bouche et exécutant de nombreux mouvements de déglutition pour faciliter la complète absorption des bulles d'air. L'animalcule de la gale ressemble plus aux *arachnides trachéennes* qu'aux *pulmonaires;* aussi, comme le professe M. Moquin-Tandon, peut-on le regarder comme une *arachnide trachéenne dégradée.*

8

D'après Dugès et mon honorable président, les *sarcoptes* diffèrent des *acares* par le corps non divisé en deux parties par un sillon transversal, et chez lequel, par conséquent, le corselet ne se distingue pas de l'abdomen, et aussi par des pattes disposées en deux groupes.

Les *sarcoptes* sont encore caractérisés par l'absence des yeux et par leur appareil buccal, dans lequel on observe des palpes maxilliformes avec un faux palpe, des mandibules avec un crochet terminal interne, et des mâchoires (mandibules secondaires de M. Bourguignon).

Chez les *acares*, on trouve des pulpes antenniformes sans faux palpes et des mandibules avec un crochet extérieur.

Il n'y a point de mâchoires.

III. Maladie.

1° ÉTIOLOGIE.

Le sarcopte est la seule cause de la gale.

Personne aujourd'hui ne conteste plus ce fait ; seul, M. Devergie définit cette affection : *une éruption s'accompagnant d'un produit particulier, l'acarus.*

Examinons, aussi brièvement que possible, si le parasite est le produit ou la cause de la maladie.

Tous les observateurs qui, avec les précautions nécessaires, ont déposé sur eux un certain nombre de sarcoptes, ont contracté la gale. C'est certainement pour n'avoir pas pris ces mêmes précautions, que, seuls, MM. Devergie et Gruby ont obtenu un résultat différent.

Tant d'expériences positives confirment donc ce que j'ai dit tout à l'heure que le sarcopte était la cause de la gale. Mais il en est aussi la seule cause. En effet, toutes les tentatives d'inoculation, faites avec la sérosité contenues dans les vésicules, avec le pus des pustules, avec un magma de sarcoptes broyés, toutes, sans exception, ont été infructueuses.

Le sarcopte ne peut pas être non plus le produit de la maladie, comme le professe M. Devergie, comme le croyait Murray, qui écrivait : que le développement du sarcopte, favorisé par la malpropreté et une saison chaude, s'effectue sur les galeux comme celui de la mite sur le vieux fromage. » Car jamais on n'a pu faire contracter la gale à un individu, quelles que soient les conditions de misère et de température dans lesquelles on l'ait placé, et jamais par conséquent on n'a vu naître sur lui le moindre sarcopte.

Le parasite ne se rencontre jamais sur un individu, sans contact préalable avec un galeux; il ne se développe donc pas spontanément.

Albin Gras, en 1834, écrivait à ce sujet les lignes suivantes : «Rien ne prouve la prétendue génération spontanée d'un animal qui pond des œufs, et dont on a observé l'accouplement chez des espèces voisines. Waltz a expérimenté qu'une espèce particulière d'acarus était réellement l'artisan de la gale du mouton. L'analogie porte à croire que le sarcopte de l'homme doit avoir la même action. »

Depuis cette époque, l'étude entomologique du *sarcoptes scabiei* a fait des progrès; j'ai, pour ma part, signalé la différence des sexes, après avoir surpris ce parasite au moment de l'accouplement; d'ailleurs les expériences des naturalistes de tous les pays prouvent que la génération spontanée n'a pas même lieu pour les infusoires.

§ Ier. *Mode de transmission du sarcopte.* — Comment se transmet le sarcopte d'un individu à un autre?

Plusieurs explications ont été proposées :

J. Adams pensait que, comme la puce, le parasite de la gale pouvait sauter d'une personne à une autre, et propager ainsi la maladie. Cette opinion du médecin anglais n'est pas admissible, l'organisation des pattes du sarcopte ne permet pas ce mode de progression.

Comme c'est presque toujours au lit que la gale se communique, et que des sarcoptes, emprisonnés sous un verre de montre, lui avaient paru plus en mouvement la nuit que le jour, M. Aubé en avait conclu qu'ils étaient noctambules, que le jour ils se tenaient tranquillement au fond de leur sillon, et qu'une fois la nuit venue, ils l'abandonnaient pour errer sur la surface du corps, et que de cette façon, ils pouvaient parfaitement passer d'un individu à un autre.

L'étude entomologique n'a pas confirmé cette manière de voir de M. Aubé ; car, si les mâles et les larves quittent la nuit le pellicule épidermique qui les abrite le jour, les femelles fécondées ne peuvent quitter leur sillon, la disposition des appendices cornés qui hérissent leur face dorsale ne leur permet pas de rétrograder, et elles ne peuvent sortir de leur galerie qu'autant que le malade les en arrache, en se grattant.

M. Hebra, de Vienne, après de nombreuses observations, s'est convaincu que la transmission des sarcoptes d'une place à une autre, ou d'un individu sur d'autres personnes, *se fait toujours par les galeux eux-mêmes.*

Cette opinion, adoptée par M. Cazenave, paraît très-probable ; les sillons ouverts aux deux extrémités, et ne renfermant plus de sarcoptes, que l'on trouve quelquefois errants, ont dû être déchirés par les ongles du malade, ainsi que le pense M. Hebra.

Voici comment se fait la transmission d'après ce savant observateur : « L'action du parasite, creusant son sillon, fait naître, à l'endroit même, de la démangeaison ; le malade y porte la main involontairement pour se gratter, déchire le sillon, en enlève le sarcopte, qu'il tient fixé à ses ongles, et se le communique à lui-même ou aux autres ; de sorte qu'il propage la maladie sur son propre corps, et qu'il la transmet aussi aux autres. »

§ II. *Contagion.* — La contagion de la gale peut avoir lieu de deux manières : par le contact immédiat, c'est le plus ordinaire, et, quelquefois seulement, par le contact médiat.

Pour contracter la gale par le contact immédiat, il faut que ce contact soit prolongé ; aussi est-ce presque toujours en couchant avec un galeux que la maladie se communique.

Cependant il n'en est pas toujours ainsi, et l'on sait que les jeunes enfants prennent souvent la gale de leur nourrice, et dans ces cas, c'est surtout dans les endroits qui ont été directement en contact avec les mains des nourrices, que la maladie se développe.

Quant à contracter la gale, en donnant simplement la main à un galeux, sans nier que cela ne puisse avoir lieu très-exceptionnellement, en général, on ne court aucun danger par ce contact manuel, et c'est souvent pour ne pas avouer des rapports plus intimes, qu'on a prétendu s'être infecté de cette façon.

La contagion peut aussi s'effectuer par le contact médiat ; si l'on revêt les effets ou si l'on couche dans les draps d'un galeux, on peut aussi contracter la maladie.

On croit à tort qu'un galeux mort peut donner la gale ; car les sarcoptes abandonnent son corps, avant même qu'il soit refroidi, pour se réfugier dans les vêtements ou les draps qui l'entourent, et, dans ce cas, c'est encore par le contact médiat que la contagion s'opère.

La gale se développe-t-elle indifféremment sur tout le monde ?

M. Hebra a cité plusieurs exemples d'individus qui n'avaient pu contracter la gale ; mais, sans contester l'exactitude de ces observations, ces exemples sont tellement exceptionnels, qu'on doit admettre que personne n'est exempt de cette maladie, quels que soient l'âge, le sexe et la constitution.

On a signalé plusieurs professions dans lesquelles on n'observe pas la gale. Que la maladie y soit plus rare, je le crois, mais je n'admets pas qu'on ne puisse l'y rencontrer.

Quant à celles qui, d'après les relevés de Saint-Louis, fournissent le plus de galeux, c'est moins à ces professions qu'aux mauvaises conditions hygiéniques de certains ouvriers qu'il faut attribuer la fréquence de la maladie ; la misère, qui les force à conserver long-temps le même linge ; la cherté des loyers, qui les oblige à habiter en commun, sont autant de causes de contagion.

On sait que dans les quartiers les plus pauvres de Paris il y a de misérables garnis dont les lits sont toujours occupés, le jour, par des boulangers ou autres gens ne travaillant que la nuit, et pendant la nuit, par des maçons, manœuvres, etc. Qu'un seul de ces malheureux contracte la gale, on conçoit sans peine que dans de pareilles conditions elle ne tardera pas à envahir tout le garni.

Le sexe n'est pas une cause prédisposante, pas plus que l'âge.

Si les femmes sont en petit nombre relativement, parmi les malades qui se présentent à Saint-Louis, c'est uniquement parce que leur vie plus sédentaire les expose moins à la contagion ; il y a, de plus, une classe nombreuse de femmes, dans laquelle la gale est très-fréquente, qui ne vient pas réclamer des soins dans les hôpitaux ordinaires, mais bien dans une maison spéciale.

Les habitudes de débauche, ajoutées à la vie commune des ateliers, sont autant de causes qui rendent la gale plus commune de 18 à 30 ans, que dans un âge plus avancé.

Rien n'indique que le tempérament ait une influence sur le nombre des galeux.

Par ce qui précède, on comprend facilement que certaines classes de la société sont fréquemment affectées de la gale, tandis qu'au contraire cette maladie ne se montre que rarement dans les classes aisées, si peu exposées au contact des galeux, et où les habitudes de propreté l'empêchent de se propager.

Dans nos armées, la gale est devenue très-rare, et lorsque, par hasard, elle s'y montre, le traitement externe, appliqué immédiatement, en fait bien vite justice ; c'est à peine si on en a observé quelques cas, en Crimée, chez ceux de nos soldats qui avaient communiqué avec les Tartares.

Il n'en était pas de même il y a quelques années, et j'ai sous les yeux le rapport adressé au comité de salut public, en l'an II de la République, par l'inspecteur général Laribeau, qui constate qu'il y avait à cette époque 400,000 galeux dans l'armée française.

La gale, plus commune dans les pays chauds, s'observe cependant dans tous les climats, sous toutes les latitudes.

Fabricius l'a observée au Groenland, Hunter à la Jamaïque.

Cependant, d'après Parrot, il y aurait certaines peuplades où elle serait inconnue. « Au rapport de certains voyageurs, nous dit-il, les sauvages qui vivent dans l'état de simple nature n'en sont pas atteints. On ne doit attribuer cette faveur qu'à l'habitude qu'ils ont de ne porter aucun vêtement, de prendre des bains fréquents, et de se couvrir le corps de toutes sortes d'huiles, pour se rendre à la fois plus agiles et plus robustes. »

§ III. *Gale endémique et épidémique.* — La gale est si fréquente dans certaines contrées, que l'on a supposé qu'elle y régnait d'une manière endémique.

Mais cette fréquence ne tient pas à une influence climatérique, ni à une disposition particulière des pays où on l'a observée, mais bien à la misère et à la malpropreté des habitants ; ce n'est donc pas là de l'endémie.

Il y a encore maintenant, dans le Jura, plusieurs villages dont les habitants sont à peu près tous galeux.

La gale n'est pas non plus épidémique ; l'opinion contraire reposait sur une erreur de diagnostic, et Biett lui-même nous dit qu'en 1818, il crut un instant avoir affaire à une épidémie de ce genre, mais qu'un examen approfondi, à l'aide de bonnes loupes, lui fit reconnaître dans cette éruption épidémique plusieurs espèces du genre eczéma de Willan.

§ IV. *Gale des animaux transmissible à l'homme.* — La gale de certains animaux est-elle transmissible à l'homme ?

Bien avant que l'on sût d'une façon certaine que la gale était due au sarcopte, des observateurs du plus grand mérite, Alibert, Biett, et depuis M. Cazenave et plusieurs autres praticiens distingués, avaient cité des exemples de gale communiquée à l'homme par différents animaux.

Malgré l'autorité de pareils noms, M. Bourguignon, dans son *Traité de la gale*, n'avait pas cru devoir tenir compte de ces faits, et il affirmait, après de nombreuses expériences, que cette contagion des animaux à l'homme devait être rayée du cadre de l'étiologie de la gale. De nouvelles recherches, entreprises avec M. Delafond, viennent de confirmer pleinement l'opinion d'Alibert et de Biett, pour lesquels les éruptions observées semblaient se rattacher à une contagion directe avec l'animal infecté ; le microscope, en faisant connaître la véritable cause de l'infection, a montré que, malgré l'ignorance où ils étaient du sillon, la gale, pour ces savants observateurs, avait une éruption propre, qui ne permettait point de la méconnaître.

Ainsi, d'après les derniers travaux de MM. Bourguignon et Delafond, certains animaux carnivores transmettent à l'homme des sarcoptes qui vivent et tracent sur lui des galeries sous-épidermiques.

Certains herbivores, le cheval, par exemple, peuvent avoir deux espèces de gales ; mais fort heureusement ils ne nous en transmettent qu'une, celle qui est produit par un sarcopte identique avec celui des carnivores, et pouvant, comme lui, creuser des sillons.

2° Siége.

L'éruption se montre le plus souvent dans le voisinage des sillons ; elle a donc, comme eux, certains siéges de prédilection.

Ce sont, aux mains, l'*intervalle* des doigts, à la face antérieure du poignet, au pénis (8 fois sur 10, d'après M. Piogey), aux avant-bras dans le sens de la flexion, aux seins et au ventre chez la femme, aux malléoles, et enfin, plus rarement, aux autres parties du corps, la figure presque toujours exceptée.

Biett a dit : « L'éruption se développe d'abord sur les points où le contact a eu lieu, et avec d'autant plus de promptitude que les téguments y sont plus fins, plus fournis de vaisseaux lymphatiques, et plus facilement humectés par la transpiration. »

L'observation journalière est d'accord avec le résultat de la longue pratique de Biett.

Ne voyons-nous pas, en effet, chez les enfants à la mamelle, l'éruption se manifester d'abord sur les fesses et les cuisses, qui sont le plus habituellement en contact avec les mains ou les avant-bras des nourrices galeuses ?

Dans les cinq cas de gale localisée au pénis, observés par M. Piogey, il n'est pas douteux que l'infection n'ait été directe, de même que pour les exemples de gale localisée aux seins, aux pieds, qui ont été cités par d'autres auteurs.

Quel que soit le point du corps où le sarcopte ait été déposé, la démangeaison ne tardera pas à s'y faire sentir ; alors le malade, se grattant, déterminera, par l'action de ses ongles, une éruption qui, comme l'avait parfaitement observé Biett, se développera sur le point infecté ; mais il peut se faire qu'au bout de quelques jours l'éruption, abandonnant ce premier siége, se montre, ainsi que les sillons, aux lieux d'élection ordinaire de la gale.

Ce fait est parfaitement connu de M. Devergie ; aussi s'en sert-il pour soutenir et défendre son opinion, que la maladie est de cause interne, et non pas produite par le sarcopte, puisqu'elle se montre toujours aux mêmes endroits, quel qu'ait été le point de départ de l'infection.

Voici ce que dit à ce sujet l'honorable médecin de Saint-Louis, dans la dernière édition de son *Traité pratique des maladies de la peau* : « Or, qu'un individu contracte la gale par les pieds, par une poignée de mains, ou par une partie quelconque du corps, ce ne sera pas sur cette partie que l'on trouvera le plus d'*acarus*, on n'en

trouvera même souvent pas ; mais les boutons et les sillons se mon-
treront avec la même régularité sur les divers points du corps, où
ils siégent ordinairement, quel que soit le point de départ de l'infection. Il faut donc admettre qu'un acarus déposé, par exemple, à la
fesse d'un individu adulte s'éloigne bien vite de cette partie, parce
qu'il ne doit pas l'attaquer ; s'il se trompe de route et qu'il gagne
la face arrière, la figure ne serait jamais atteinte, *si ce n'est depuis
quelque temps, où l'on trouve des acarus au menton, mais pas plus
haut ;* puis il devra nécessairement se rendre à l'un des poignets ou
aux doigts d'une main, pour y développer des boutons ou y tracer
des sillons, et à peine a-t-il commencé son œuvre à une main qu'il
lui faut bien vite gagner l'autre, en remontant vers l'épaule, traver-
sant la poitrine et gagnant l'autre membre supérieur jusqu'à l'autre
main pour y développer les mêmes phénomènes, à moins que,
servi par un heureux hasard, l'*acarus* ne saisisse le moment d'un
contact des doigts pour faire une traversée bien plus directe et
bien plus courte. Tout cela est pénible à écrire sérieusement, mais
enfin il faut faire ressortir toutes ces invraisemblances. »

J'avoue qu'il est peu vraisemblable que le sarcopte puisse mener
à bonne fin un aussi long voyage, arrêté qu'il est à chaque instant
par la pression et le frottement des vêtements, aussi vais-je lui fournir un moyen de transport qui rendra sa route et moins longue et
moins périlleuse.

Je crois avec M. Hebra que la transmission des sarcoptes d'une
place à une autre, tant sur le même individu que sur d'autres personnes, *se fait toujours par les galeux eux-mêmes.* Partant de ce principe établi par le savant médecin de Vienne, voici comment je serais
tenté d'expliquer le siége presque exclusif des sillons et de l'éruption à certains siéges, tels que l'intervalle des doigts, la face antérieure du poignet, quel que soit le point de départ de l'infection. Je
prendrai l'exemple choisi par M. Devergie :

Le parasite a été déposé sur la fesse d'un individu. Le premier
soin du sarcopte est de chercher un point facilement attaquable, où
il puisse se creuser une demeure ; puis il commence son travail, qui

détermine dans ce même point de la démangeaison. Le malade y porte involontairement la main pour se gratter, déchire l'épiderme qui présente très-peu d'épaisseur, et enlève le sarcopte.

Que va devenir le sarcopte ainsi déplacé ? A moins d'un choc assez violent, il restera cramponné à l'extrémité du doigt, comme après l'épingle, quand on procède à son extraction, et après un court espace de temps, il recommencera à chercher un endroit favorable pour s'abriter. Si la main est restée ouverte, les doigts seuls lui seront accessibles ; l'ongle poli et luisant n'étant pas un chemin sûr pour lui, ses pattes antérieures ne s'y fixant que difficilement, le sarcopte se gardera bien de se diriger de ce côté ; la peau généralement dure et rugueuse de la face palmaire des doigts présentant quelque difficulté pour être attaquée par ses organes fouisseurs, ce n'est pas encore de ce côté qu'il se dirigera, mais bien sur les faces latérales, dont la peau mince, plus délicate, et moins exposée aux frottements, lui permettra de tracer tranquillement son sillon.

De l'intervalle des doigts à la face antérieure du poignet, la distance n'est pas grande ; cependant le sarcopte peut y être conduit encore plus directement. Supposons maintenant qu'une fois le sarcopte arraché et suspendu au bout du doigt, le galeux tienne sa main fermée ; dans cette position, les doigts forcément rapprochés reposeront sur la paume de la main ; le sarcopte, ne pouvant que difficilement pénétrer dans l'espace interdigital, attaquera la main elle-même en avant de l'articulation du poignet, si la peau en est fine, comme cela arrive chez les enfants et les gens qui ne se livrent pas à des travaux manuels ; si au contraire la paume de la main est rugueuse et cornée, chez les ouvriers, par exemple, il avancera jusqu'à ce qu'il trouve, comme dans l'intervalle des doigts, un épiderme facile à déchirer et à l'abri de tout frottement. Le premier endroit qu'il rencontrera sera la face antérieure du poignet, où il trouvera ces conditions réunies, et où il élira son domicile.

Cette explication est probable, si elle n'est pas certaine.

On pourrait admettre encore que, pendant le sommeil, l'individu qui a la gale aux fesses, tenant ses mains *naturellement* sur l'endroit ou très-près de l'endroit infecté, la contagion se propage directement; cela ne doit-il pas arriver, surtout chez les enfants emmaillotés?

Certaines professions modifient les lieux d'élection de la gale.

Chez les forgerons, par exemple, la peau des mains est tellement dure, que le sarcopte ne peut l'entamer. Dans les professions qui nécessitent la fréquente immersion des mains dans les liquides, dont l'action amène la mort du parasite, on ne le trouve que très-rarement, car il succombe rapidement dans le réduit qu'il s'est creusé.

3° MARCHE ET SYMPTÔMES.

Quelques auteurs ont divisé la marche de la gale en plusieurs périodes.

Biett avait admis une période d'incubation, mais il reconnaissait lui-même combien il était difficile de fixer d'une manière certaine ses limites.

A cette première période, succède, pour M. Bourguignon, la période d'état.

M. Bazin en admet une troisième, qu'il nomme période de déclin.

D'après Biett et M. Cazenave, chez les enfants bien portants la gale se montre au bout de deux jours ; chez ceux qui sont faibles et chétifs, après quatre ou cinq jours seulement.

Chez l'adulte, en été, elle se montre du huitième au dixième jour ; en hiver, du quinzième au vingtième.

Chez les vieillards, l'incubation est encore plus lente, et peut même durer plusieurs mois.

En Angleterre, Green est arrivé, à peu de chose près, aux mêmes conclusions, après de nombreuses observations.

Albin Gras admet que les accidents peuvent naître au bout de quelques heures.

M. Hebra, de Vienne, s'étant volontairement donné la gale, ne vit apparaître l'éruption qu'au bout de huit jours, pendant lesquels il éprouva de fortes démangeaisons.

Chez J. Adams, la gale ne se manifesta qu'au bout de trois semaines.

Je me contenterai de décrire ce qui se passe chez un galeux après la contagion, sans tenir compte de ces différentes périodes, qui, le plus souvent, se confondent, et varient avec chaque individu.

Comme l'a dit avec raison M. Chausit dans son excellent *Traité des maladies de la peau*, la présence du sarcopte est le premier temps de la gale ; de même qu'elle est la cause de la maladie, elle précède nécessairement les symptômes cutanés qui la caractérisent.

§ I. *Prurit.*—La démangeaison est le premier phénomène que l'on observe dans la marche de la gale. Elle précède l'éruption, et est d'abord fixée aux points qui ont été le plus immédiatement exposés à la contagion. Ce prurit augmente sous certaines influences : l'exercice, les boissons alcooliques prises en certaine quantité ; mais il est surtout exaspéré par l'élévation de température, due au séjour au lit.

C'est à cette chaleur qu'il faut attribuer cette démangeaison intolérable dont se plaignent les malades, et non à certaines habitudes du sarcopte, qui, pour M. Aubé et quelques autres savants praticiens, serait noctambule.

La nuit n'est pour rien dans ce phénomène, et les gens qui, par leurs professions, sont obligés de se coucher le jour et de travailler la nuit, n'éprouvent de démangeaisons que le jour. Du temps où les galeux étaient reçus à l'hôpital Saint-Louis, ils avaient soin de se tenir à une certaine distance des appareils destinés à chauffer les salles, car ils savaient parfaitement que l'approche du feu augmentait leurs souffrances.

§ II. *Vésicules.* — L'action des ongles du malade, qui ne peut résister au besoin de se gratter, irrite la peau, augmente aussi le prurit, qui d'abord borné à un certain nombre de points, dans l'intervalle des doigts, au poignet, à l'avant-bras, etc., ne tarde pas à devenir général. Alors apparaît un nouveau symptôme de la maladie; la peau, ainsi excitée par cette action incessante des ongles, devient le siége d'une irritation d'abord légère, et bientôt se couvre de petites élévations papuleuses, en général discrètes, mais plus abondantes dans les points où le prurit a été le plus violent. Le sommet de ces papules est rapidement distendu par une gouttelette d'un liquide incolore et elles se transforment en petites vésicules acuminées, transparentes au sommet, rosées à la base. La syphilis ne modifie pas, ainsi que l'avait prétendu J. Frank, l'aspect des vésicules; il n'en est pas de même du scorbut, qui leur donne une teinte brunâtre particulière.

Ces vésicules, longtemps considérées comme le signe pathognomonique de la gale, se rencontrent dans certains siéges de prédilection, qui sont ceux mêmes où le sarcopte établit le plus ordinairement son domicile.

Elles sont dues d'abord à l'irritation mécanique que produit le sarcopte et surtout à l'action des ongles du malade.

Rien ne prouve, jusqu'à présent, que le sarcopte inocule un virus quelconque dont l'absorption détermine une éruption à la peau.

Le liquide que renferme les vésicules devient séreux, épais, et se dessèche en laissant une petite croûte mince et peu adhérente; mais, sous l'influence des frottements réitérés qu'amène la démangeaison, et quelquefois aussi par l'application de topiques excitants, au lieu de se dessécher et de disparaître, la vésicule s'enflamme, et il se forme du pus. Quand ce n'est pas la vésicule elle-même qui devient pustuleuse, de véritables pustules se développent dans son voisinage et compliquent l'éruption primitive.

§ III. *Sillon.* — Le troisième symptôme de la gale, c'est le sillon, qui n'a pu être observé dans les premiers temps de la maladie, à cause de son peu de longueur. Son orifice ne correspond pas toujours, comme on l'a dit, à une vésicule, et, comme l'a fort bien observé M. Piogey, celle-ci peut exister sur n'importe quel point du sillon ; quelquefois même, elle paraît manquer complétement. Dans ce cas alors, cela tient probablement à ce que le sillon peut durer au delà même d'un mois, tandis qu'en un septénaire au plus, la vésicule se forme, se dessèche et disparaît.

Il n'est pas rare de voir un sillon passer au-dessus d'une ou de plusieurs vésicules ; alors le moindre frottement exercé sur elles, la moindre pression, en amène la rupture, et la sérosité se répandant dans le sillon entraîne la mort du parasite, ce qui expliquerait jusqu'à un certain point qu'on ait pu trouver le sarcopte dans cette sérosité.

Cet accident, assez fréquent, ne constitue pas, comme le dit M. Hebra, une forme particulière de sillons.

A l'exemple d'Albin Gras, M. Piogey admet deux espèces de sillons : dans l'une, ils sont intra-épidermiques, sans congestion sous-jacente, et causant un prurit supportable ; dans l'autre, les sillons sont sous-épidermiques et caractérisés par une rainure qui surmonte une papule due à l'épanchement de la lymphe plastique dans le réseau du derme, ils sont le siége d'élancements intolérables par suite de l'irritation incessante des papilles nerveuses.

D'après M. Hebra et M. Bourguignon, après les mains, les pieds sont le siége le plus ordinaire des sillons. Le savant observateur de Vienne en a trouvé 98 fois sur 100 aux malléoles ; en France, on est tellement loin de ce chiffre, que je dirai même qu'on ne les observe que rarement aux pieds, et qu'ils sont plus fréquents aux organes génitaux de l'homme et aux seins chez la femme.

Chez quelques individus, dont les mains ne suffisent pas pour faire constater la gale, l'inspection du pénis ne laisse pas le moindre doute sur le diagnostic.

M. Piogey a signalé 5 cas de gale partielle, localisée au pénis.

Je ne crois pas que ce soit le contact des mains pour l'excrétion urinaire qui soit la cause de la fréquence de ce siége ; mais je pense, avec M. Bazin, que c'est bien plutôt la répétition de certains attouchements par des mains étrangères infectées ; ce qui le prouve encore, c'est que c'est souvent par le pénis que débute la maladie. J'attribue à une cause analogue les sillons qui couvrent parfois la gorge de quelques femmes, bien plus qu'à l'habitude qu'elles auraient, a-t-on dit, de relever leurs seins avec la main pour les placer dans leur corsage, et je m'appuierai sur ce fait, que c'est surtout chez les femmes de mauvaises mœurs que s'observent ces sillons, et que chez d'autres, de conduite régulière, à moins que la maladie ne dure depuis longtemps, les seins en sont ordinairement exempts.

Il n'est point de partie du corps où l'on n'ait trouvé de sillons, et la figure elle-même peut en présenter. J'en ai fait voir un, dont j'ai extrait le sarcopte sur le front d'un galeux, dans le service de M. Cazenave, et M. Auzias-Turenne vient dernièrement de prendre un sarcopte en dedans de la paupière inférieure, près d'un sillon qui en occupait le bord libre, sur un enfant chez lequel la présence du parasite avait déterminé une légère irritation du globe de l'œil.

Le sillon se rencontre le plus souvent dans l'intervalle des doigts et au poignet, à l'avant-bras dans le sens de la flexion, au pénis et au scrotum (j'en ai trouvé plusieurs fois sur le gland), et aux seins chez certaines femmes, aux fesses et aux cuisses chez les jeunes enfants qui ont contracté la gale de leur nourrice.

Quant aux autres parties du corps où l'on trouve encore des sillons, il n'y a rien de précis sur l'ordre de fréquence que l'on doit adopter dans leur énumération.

J'ai décrit, dans les mœurs du sarcopte, le sillon tel qu'on le rencontre en général ; je dois ajouter ici que sur certaines parties du corps, il se présente avec une apparence différente. M. Piogey, qui a étudié le sillon d'une manière toute spéciale, dit : « Aux organes génitaux chez l'homme, aux mamelons chez les deux sexes, mais surtout chez la femme, aux aisselles, et partout où l'épiderme n'offre pas l'épaisseur nécessaire, le sillon est une rainure sans pointillé qui surmonte une papule rouge saillante circulaire de 2 à 3 millimètres jusqu'à 1 centimètre de diamètre. »

M. Cazenave a observé, sur le dos et le cou de certains galeux, des élévations tuberculeuses, dont nous parlerons plus loin ; au sommet même de ces tubercules, mon honorable maître a constaté la présence de sillons fortement soulevés, dont il a extrait le sarcopte. A cause de leur position particulière, M. Cazenave les nomme *sillons tuberculiformes.*

Le nombre des sillons n'est pas toujours en rapport avec les symptômes cutanés. Chez quelques malades, il y a quelques rares sillons, et la peau est le siége d'une éruption confluente ; chez d'autres, au contraire, les sillons sont nombreux, et l'éruption discrète. La constitution du galeux influe beaucoup sur le développement de ces diverses éruptions, ainsi que la sensibilité plus ou moins grande de la peau.

J'ai l'observation d'une jeune hystérique qui n'éprouva pas de démangeaisons, bien que couverte de sillons, et chez laquelle la peau était, pour ainsi dire, saine.

Il faut qu'un certain nombre de sarcoptes soit transmis à un individu pour qu'il ait la gale. Les médecins qui ont souvent examiné des galeux savent fort bien que pour avoir gagné un sarcopte, ils n'ont pas pour cela contracté la gale.

La contagion de la gale suppose donc un contact prolongé, comme nous l'avons déjà dit, en parlant de l'étiologie de cette affection. Une femelle fécondée ne peut même déterminer la gale qu'autant que ses œufs produiront des larves, et que ces larves deviendront des sarcoptes de sexe différent.

A deux reprises différentes, j'ai vu se former un sillon sur ma main ; j'ai extrait le sarcopte, et je n'ai pas vu survenir la moindre éruption.

Ainsi donc, un sarcopte seul, ou plusieurs sarcoptes du même sexe, déposés sur un individu, pourront déterminer du prurit et même une légère irritation de la peau, mais ils ne donneront pas la gale. S'il survient une éruption, elle sera très-légère, et ne tardera pas à disparaître d'elle-même, les sarcoptes, dont la présence en aura été la cause, ne pouvant se reproduire.

A ce propos, M. Devergie, qui n'admet pas comme sérieux cette distinction du nombre ou du sexe des sarcoptes, par rapport à la maladie, dit, dans la dernière édition de son *Traité des maladies de la peau* : «En sorte que vous pouvez peut-être avoir sur le corps, *pendant une dizaine d'années*, un ou plusieurs acarus mâles, ou la gale mâle, sans vous en apercevoir, etc. »

L'honorable médecin de Saint-Louis ne nous dit pas si c'est le célibat forcé de ces sarcoptes qui les fait vivre ainsi *pendant dix années*.

Si un malade, après avoir éprouvé des démangeaisons, et vu se développer sur lui l'éruption dont nous avons parlé, ne consulte pas un médecin qui reconnaisse la maladie, ou si le médecin consulté ne constate pas la présence du sarcopte par l'inspection du sillon, les trois symptômes de la gale augmenteront rapidement.

Une nouvelle génération de sarcoptes, venant accroître le nombre de ceux qui tourmentent déjà le galeux, déterminera un prurit d'une violence telle, que ne pouvant résister au besoin de se gratter, il se déchirera la peau avec ses ongles.

Les nuits seront sans sommeil, et chez quelques individus irritables, on verra, sous l'influence de la gale, le pouls augmenter de fréquence, et la fièvre se déclarer.

Les sillons deviendront plus nombreux, mais l'état inflammatoire de la peau, les éruptions de différente nature qui la couvriront, les rendront moins apparents; les papules, les vésicules et les pustules, par leur réunion, par leur confluence, pourront modifier l'aspect de la maladie, au point d'en rendre le diagnostic difficile; mais, si on examine avec soin le siége de ces diverses éruptions, on reconnaîtra qu'il est celui-là même où se trouvent d'ordinaire les sillons, et que, quand même on ne trouverait ni le sarcopte ni sa demeure, on pourrait, presque à coup sûr, affirmer que lui seul a été le point de départ de ces divers accidents cutanés.

Voilà, en général, la manière dont se développe la gale ; mais la rapidité d'évolution de ces différents symptômes varie avec une foule de circonstances.

La jeunesse, le sexe féminin, une peau fine et délicate, une saison chaude, sont autant de causes qui hâteront l'apparition de l'éruption, et la multiplication des sillons.

L'âge avancé, une santé détériorée, une saison rigoureuse, retarderont au contraire la marche de l'affection.

§ IV. *Maladies intercurrentes.* — On sait que les maladies intercurrentes graves, pneumonie, fièvre typhoïde, etc., exercent une influence notable sur les affections de la peau ; il en est de même sur la gale. S'il survient chez un galeux une affection interne, non seulement les symptômes cutanés sont modifiés, mais le sarcopte lui-même en subit l'influence.

En très-peu de temps, l'éruption, les vésicules, les pustules, se flétrissent, la sérosité et le pus se résorbent, les sillons et la démangeaison disparaissent ; la peau redevient nette, et ne conserve plus la moindre trace de la gale ; mais, avec la santé, reparaissent l'éruption, la démangeaison, les sillons et les sarcoptes.

Que sont devenus les parasites pendant le temps plus ou moins long qu'a duré l'affection intercurrente ? L'effacement des sillons n'a pas permis de les découvrir ; la démangeaison et les symptômes que leur présence détermine à la peau, manquant complétement, on est porté à croire qu'ils ont cessé d'exister ; mais, en fouillant les sillons, lorsque la gale reparaît, on trouve de nouveau des sarcoptes, sans qu'on puisse les attribuer à une nouvelle infection.

Voici ce que M. Bourguignon dit de ce phénomène :

L'acarus sommeille ; il se contente de vivre maigrement, sans doute, car sa fécondité en reçoit une vive atteinte ; mais il continue de vivre, de telle sorte qu'au retour de la santé, on le rencontre parasite vivace, etc.

Je ne partage pas cette opinion du savant observateur ; de même que le sarcopte quitte un homme mort, bien avant le refroidissement, de même aussi, je crois que, sous l'influence de la maladie intercurrente, les conditions indispensables à son existence n'étant plus remplies, il se hâte d'abandonner le malade. Maintenant, est-ce à la mauvaise odeur qu'exhale le corps, est-ce à la sueur d'une nature particulière dont il est baigné, ou à tout autre phénomène morbide, qu'il faut attribuer cet éloignement du sarcopte ? Il serait difficile, sinon impossible, de s'en rendre compte ; quoi qu'il en soit, je suis porté à croire que la convalescence ne retrouve jamais le parasite vivant ; seulement les influences qui ont agi sur lui étant sans action sur ses œufs, leur éclosion sera peut-être retardée, mais elle aura lieu, et avec une nouvelle génération de sarcoptes, reviendront les sillons, l'éruption et ses diverses complications.

§ V. *Complications.* — La prédominance à la peau de telle ou telle éruption a fait admettre par les anciens auteurs des variétés, des formes particulières de gale.

En Angleterre, Willan et Bateman en reconnaissaient quatre, qu'ils désignaient par les dénominations de gale *papuliforme, lymphatique, purulente,* et *cachectique.*

Sennert divisait la gale en *sèche* et en *humide.*

M. Devergie admet trois espèces de gale ; la première, qu'il nomme *papuléuse ;* la seconde, *pustuleuse,* et la troisième, *vésiculeuse.*

M. Cazenave, à l'exemple de Biett, n'admet aucune de ses divisions ; pour lui, la gale est une, et les éruptions de diverse nature qui l'accompagnent ne sont pas des formes différentes, mais des complications de la maladie, tenant le plus ordinairement à la constitution du malade et à l'ancienneté de la maladie. Chez les individus lymphatiques, la gale est accompagnée le plus souvent de pustules d'ecthyma ; le lichen domine au contraire chez les sujets nerveux.

L'état de malpropreté de la peau et le défaut de soins modifient aussi la forme éruptive.

La gale se complique ordinairement de prurigo, ce qui a fait admettre une forme papuleuse. L'ecthyma, qui, pour M. Hardy, ne se rencontre que très-rarement sous la gale, l'ecthyma, dis-je, est aussi une des maladies qui accompagnent cette affection, et a fait admettre une forme pustuleuse. Le pemphygus complique aussi quelquefois la gale.

Il est très-commun de voir ces diverses formes éruptives réunies chez le même malade ; mais, quelle que soit celle qui domine, elle n'augmente ni ne diminue le caractère contagieux de la gale, qui dépend uniquement du nombre de sarcoptes.

Cette affection détermine des accidents nombreux du côté de la peau, mais jamais elle n'est la cause de maladies internes, comme on le croyait autrefois. Lorsqu'elle dure depuis longtemps, elle donne lieu quelquefois à quelques furoncles volumineux, qui naissent soit aux fesses, soit dans le dos ; dans quelques cas très-rares, on a même vu des abcès sous-cutanés se former et venir aggraver la position du malade.

M. Cazenave a observé chez quelques galeux des élévations tuberculeuses, d'un brun rougeâtre, indurées, qui, avec le suintement qui les accompagne, pourraient être prises pour des plaques muqueuses, surtout lorsqu'elles siégent aux bourses ou à la partie supérieure et interne des cuisses.

§ VI. *Forme particulière de la gale.* — La gale s'est montrée trois fois avec un caractère de gravité exceptionnelle et avec une apparence inusitée.

La première fois, ce fut M. le professeur Boeck, de Christiania, qui observa cette curieuse forme de la maladie sur une jeune fille âgée de 15 ans, dont la paume des mains et l'intervalle des doigts étaient couverts par une croûte épaisse, d'un blanc grisâtre, adhérente à la peau, et tellement compacte qu'on y pouvait couper comme dans l'écorce d'un arbre.

Incertain de la nature du mal, M. Boeck examina au microscope l'une de ces croûtes, et la trouva constituée par une masse considérable de sarcoptes entiers ou brisés, d'œufs et d'excréments.

Cette intéressante observation fut consignée par M. Cazenave dans le tome IV des *Annales des maladies de la peau et de la syphilis*.

Depuis M. Danielssen a eu l'occasion de voir une éruption de ce genre sur un malade atteint d'éléphantiasis des Grecs, dont les mains présentaient aussi des croûtes épaisses formées par des sarcoptes étagés par couches superposées.

On n'avait pas encore eu en France l'occasion de voir cette affection extraordinaire, lorsqu'en mars 1856, M. Cazenave reçut dans son service un homme qui en était atteint.

M. Second-Féréol, alors interne de M. Cazenave, recueillit avec le plus grand soin l'observation intéressante de ce malade ; pour ne pas en diminuer le mérite en la résumant, je la publie en entier, telle que l'a rédigée mon excellent ami M. Second-Féréol, qui a bien voulu me la donner.

OBSERVATION.

Le 4 mars 1856, entre à Saint-Louis, pavillon Gabrielle, n° 3, un homme de 50 ans, Adolphe L..., atteint d'une affection cutanée d'aspect fort insolite. La maladie siége principalement aux mains et aux avant-bras dans le sens de l'extension, et est caractérisée par des croûtes d'un jaune sale, un peu brun, d'une épaisseur considérable, surtout aux mains, où elles forment une couche qui, en certains endroits, atteint et dépasse même 2 centimètres ; les croûtes sont fendues par de larges et profondes crevasses qui correspondent plus ou moins exactement aux plis des articulations, et le fond de ces crevasses est humide, mais blanchâtre et nullement sanguinolent.

Les doigts et le dos de la main, recouverts de cette sorte de cuirasse, ressemblent à une écorce d'arbre rugueuse, inégale, fendillée, mais d'une teinte pâle.

La maladie commence autour des ongles, qui sont jaunâtres, un peu secs, mais lisses, légèrement soulevés sur leur matrice et comme prêts à se déchausser de leur base. A la face palmaire des doigts et de la main, on trouve seulement, dans les plis de ces régions, une sécrétion concrétée sous forme de croûte jaune assez dure, mais peu épaisse et limitée à la largeur de ces plis ; les deux régions thénar seules sont couvertes d'une croûte étendue en largeur, compacte et dure, mais moins inégale, plus mince que les croûtes du dos de la main. Aux avant-bras, la croûte devient moins épaisse à mesure qu'elle s'éloigne du poignet ; elle est moins crevassée, mais toujours très-inégale et raboteuse ; la région palmaire en est seule exempte. Après avoir recouvert le coude, la maladie s'étend sur le bras, mais en perdant son caractère d'enveloppe continue ; ce ne sont plus que des croûtes isolées, petites, irrégulières, formant un sablé grave, à grains aplatis, tenant le milieu entre la squame et la croûte.

Sous ce dernier aspect, la maladie s'étend à presque toute la superficie du tégument, sur les épaules, sur le dos, sur la poitrine ; les lombes et les fesses en sont à peu près exemptes ; dans ces régions, on n'observe qu'une desquamation disséminée et mal caractérisée. Au ventre, l'affection reparaît sous forme de lamelles jaunes, aplaties, de petites dimensions, mais assez confluentes ; de même au scrotum. La verge est un peu œdématiée, et ces parties suintent un liquide huileux d'une fétidité repoussante.

Sur le membre abdominal, les croûtes se présentent aux pieds avec des caractères tout à fait semblables à ceux des croûtes qui enveloppent le dos de la main ; elles sont seulement moins épaisses et se limitent à la région dorsale des orteils. L'espèce de sablé croûteux que nous avons décrit sur les bras se retrouve disséminé sur les jambes et les cuisses dans le sens de l'extension, avec un peu plus de confluence aux genoux, et absence complète de croûtes dans le sens de la flexion.

Enfin, au visage, on retrouve des lamelles croûteuses qui se lèvent, sous forme de desquamation peu abondante, dans la barbe, sur le front, ou qui forment de petits ilots croûteux dans les sourcils. Le nez est gros, violacé, veineux, mais complétement exempt de sécrétion et de croûtes. Le cuir chevelu, frappé de calvitie dans les trois quarts de son étendue, est complétement sain.

Le malade éprouve des démangeaisons continuelles très-vives.

Toute l'étendue du ligament est inspectée avec attention, sans qu'on y puisse découvrir une seule pustule d'impétigo. Le malade indique comme particulièrement douloureuses des pustules ulcérées d'ecthyma furonculeux qui siégent en assez grand nombre aux épaules, à la face interne des genoux, aux fesses, aux bras, etc.

Il porte en outre sur les bras, les avant-bras, les jambes, et même sur le visage, au sourcil gauche, un assez grand nombre de tumeurs, dont la grosseur varie du volume d'un noyau de cerise à celui d'une noix, et qui sont toutes indolentes et plus ou moins mollasses et fluctuantes ; les plus grosses sont incisées et laissent sortir à la pression un pus verdâtre et mal lié.

Il est difficile de distinguer sous les croûtes s'il y a un épaississement papuleux de la peau ; mais cet épaississement papuleux est notable en certains points où il n'y a pas de croûtes, notamment aux jarrets, où la peau est comme un chagrin grossier et épais ; en même temps la peau est humectée en ce point par une sécrétion incolore, huileuse et très-abondante.

Cet état gras et huileux de la peau n'est pas général : ainsi aux avant-bras, les croûtes sont sèches, dures, raboteuses ; de même aux bras, au dos, aux jambes et aux cuisses, où, bien que très-petites, elles sont sèches comme du sable. Mais sur le ventre, sur la poitrine, dans la barbe et les sourcils, les croûtes lamelleuses, aplaties, sont assez grasses à l'œil et au toucher ; et aux mains, si la superficie des croûtes exposées à l'air libre est sèche et raboteuse, on constate dans le fond des crevasses et des fissures un suintement incolore, comme huileux ; de plus, si on détache un lambeau de ces croûtes, on trouve au-dessous une surface blanchâtre, inégale, humide et grasse, comme spongieuse.

Cet homme, qui paraît d'une intelligence obtuse, et qui semble usé et plus vieux que son âge, dit qu'il est d'une excellente santé habituelle, qu'il a très-grand appétit, et que ses fonctions se font bien. Il a été militaire et a quitté le service il y a dix-huit ans ; puis il a mené la vie sédentaire de commis d'enregistrement. Il n'a jamais eu d'autre maladie qu'une hydropisie survenue par un rafraîchissement subit (étant en sueur en été, il se déshabilla et se versa sur le corps plusieurs litres d'eau de puits) ; la maladie dura trois mois et guérit bien.

Au service, il eut plusieurs gonorrhées, chancres et bubons ; mais il affirme n'avoir jamais eu à la peau aucune tache, aucun bouton, aucune pustule.

Il avoue du reste qu'il s'est toujours livré à toutes sortes d'excès et de fatigues, se confiant sur l'excellence de sa santé et de son tempérament.

Depuis deux ans il a voulu réformer son genre de vie, et, par mesure de précaution hygiénique, il a complétement renoncé aux liqueurs, et s'est rationné à 1 litre et demi de vin par jour en deux repas.

La maladie actuelle a commencé il y a un an. Elle a débuté aux jarrets par des démangeaisons vives, auxquelles ont succédé des boutons, puis des croûtes, qui sont tombées ; puis les avant-bras se sont couverts de croûtes, et alors il y a eu de l'enflure aux mains et des pustules grosses comme des lentilles dans les régions palmaires.

La maladie a paru ensuite à la poitrine, au dos, au ventre, aux cuisses, et les croûtes y ont été plus abondantes qu'elles ne le sont aujourd'hui, mais sans jamais égaler le volume des croûtes qui existent en ce moment aux mains; les jambes, les cuisses, ont beaucoup enflé, et à cette enflure a succédé un amaigrissement considérable. Il n'y a qu'un mois que les mains sont enveloppées de leur écorce.

La constitution paraît aujourd'hui délabrée; amaigrissement notable, pâleur générale du tégument; le cou est gros, fort et court. Le malade est sujet à un peu de catarrhe pulmonaire, qui revient tous les hivers depuis quelques années.

On remarque une tendance prononcée au sommeil; il reste au lit et dort toute la journée. L'intelligence est lente, la mémoire paraît peu sûre, ce qui empêche d'ajouter une foi bien entière aux renseignements fournis par le malade.

Il paraît négligent de lui-même, sale, paresseux de corps comme d'esprit; il a un peu de diarrhée, qu'il laisse aller sous lui, sans que pourtant la matière soit très-liquide.

On prescrit un bain, tisane amère avec décoction de cachou et sirop de quinquina, et 2 portions.

Comme le malade a un peu de tremblement des membres, on observe s'il n'y aurait pas quelque signe de délire alcoolique; mais les idées sont nettes et il n'y a pas d'agitation.

L'appétit est excellent, et le malade se plaint même de ne pas avoir assez à manger.

Quatre jours se passent, sans qu'on ait rien à noter que la cessation du dévoiement.

Le 8 mars, à huit heures du soir, après une journée excellente, le malade est pris d'agitation; son voisin de chambre l'entend parler haut, puis chanter; la religieuse lui trouve un peu de délire. En même temps, il se plaint d'une soif intense et d'une sensation d'étranglement. L'interne de garde prescrit un julep avec 20 gouttes de laudanum et 50 grammes de vin de Bordeaux, à prendre par cuillerée d'heure en heure; mais le malade tombe dans le coma; de temps en temps, il porte la main à son cou comme s'il étouffait; point de convulsions. Un peu d'écume se montre à la bouche, et à dix heures il expire, avant d'avoir pris la deuxième cuillerée de sa potion.

Autopsie.

Tégument. Les croûtes n'ont que très-peu changé d'aspect, et n'ont subi aux mains qu'un très-léger retrait.

Si on cherche à les enlever, on ne soulève du premier coup que de larges lambeaux de demi-épaisseur, et au-dessous on trouve une croûte mollasse, blanche, humide, spongieuse ; celle-ci enlevée par grattement, on trouve le derme à nu, humide, mais non sanguinolent, et qui, par petites places seulement, est boursoufflé et comme fongueux.

On constate que les petits abcès froids, dont quelques-uns ont été ouverts pendant la vie, siégent dans le tissu cellulaire sous-cutané.

Des lambeaux de peau, recouverts de croûtes, furent pris sur les mains, mais ne purent être examinés au miscroscope que plusieurs jours après. Sur un de ces lambeaux, qui était resté exposé à l'air, et dont la croûte s'était desséchée et fortement rétractée, je fis une coupe verticale, et alors j'aperçus clairement un acarus qui paraissait un peu petit, sans doute, parce qu'il était mort et desséché, mais du reste en tout semblable à l'acarus femelle de la gale ; de nouvelles coupes m'en firent voir d'autres, ainsi que des œufs et des larves à des degrés divers d'évolution. Les acarus étaient en si grand nombre, que dans chaque préparation qui ne contenait guère plus de 1 millimètre carré, on en trouvait de 2 à 5.

Un autre lambeau de peau qui avait macéré dans l'eau d'abord, puis dans l'alcool, fut alors examiné par M. Robin, qui a bien voulu me communiquer la note suivante :

«Au-dessous de la croûte, on trouva le derme épaissi, plus dur et plus résistant qu'à l'état normal, et n'offrant rien que les éléments normaux. Les papilles sont plus longues du double au moins qu'à l'état normal. La couche épidermique interposée aux papilles n'offrait que fort peu d'acarus en certains points, mais elle présentait entre les cellules épithéliales des traces d'épanchement sanguin ; on voyait, en effet, des petits grains formés de matière colorante du sang, ou même de globules sanguins cohérents encore reconnaissables. Ces corps étaient faciles à reconnaître par leur teinte rougeâtre ; leur diamètre était de 0,02 à 0,05 de millimètre. Ils étaient assez abondants pour concourir à donner aux croûtes leurs couleurs brunes.

«A partir du niveau des sommets des papilles de la peau, les croûtes étaient constituées aux deux tiers environ, quant à la masse, par des acarus surtout, puis par des œufs et des larves de cet animal. Ce n'était que dans la croûte, et nullement dans la substance du derme, que se rencontraient ces parasites, dont le nombre était réellement très-remarquable ; il était facile, du reste, d'y reconnaître tous les caractères de l'acarus scabiei, et point de quelque autre espèce d'acare.»

Ajoutons, pour terminer, que les deux infirmiers qui ont soigné, pansé et enseveli le malade, ont eu, huit jours après sa mort, des démangeaisons fort vives aux mains et aux bras ; le Dr Bacle, en ce moment au pavillon Gabrielle, diagnostiqua la gale sur tous deux, et en conséquence ils se soumirent à la frotte. Aujour-d'hui (8 avril) les démangeaisons ont totalement disparu chez l'un de ces hommes; elles persistent chez le second, qui porte encore des sillons bien évidents, sur les deux mains seulement, mais ces sillons ne paraissent point en activité, et on n'y a point trouvé d'acarus.

4° CLASSIFICATION.

Dans la classification adoptée depuis plusieurs années par M. Cazenave pour ses leçons cliniques, la gale fait partie du septième groupe.

Ce groupe traite d'un certain nombre de parasites animaux dont la présence à la peau constitue un fait anormal, accidentel, pouvant donner lieu à des phénomènes pathologiques.

MM. Bazin, Devergie et Hardy, rangent également la gale dans les maladies cutanées à parasites animaux.

Maintenant que la nature parasitaire de la gale est adoptée par tout le monde, il est curieux de voir la place que les nosologistes avaient assignée à cette affection dans leurs classifications, d'après les idées qui servaient de base à leurs systèmes.

Sauvages et Tourtelle la plaçaient dans les *cachexies;* Linné, Vogel et Sagar, dans les *vices;* Cullen, dans les *maladies locales;* Vitet, dans les *inflammations.*

Baume la rangeait dans les *oxygénèses,* genre *helminthèse;* Pinel, dans les *phlegmasies;* Alibert, dans le premier ordre de la famille des *dermatoses scabieuses;* Willan et Bateman, dans l'ordre des *pustules;* Biett, MM. Cazenave et Schedel, dans les *maladies vésiculeuses.*

5° DIAGNOSTIC.

La gale est une affection dont le diagnostic, souvent facile, présente, dans quelques cas, de sérieuses difficultés; il est cependant très-important de pouvoir la reconnaître d'une manière certaine chaque fois qu'elle se présente à notre observation, sans quoi d'abord on s'expose à la contracter soi-même, puis on expose les malades chez lesquels on la méconnaît à infecter d'autres personnes.

Il y a dans la gale un phénomène que l'on ne rencontre jamais dans aucune autre maladie, c'est le sarcopte, dont la présence se constate par le sillon ; c'est donc là le seul signe pathognomonique constant de la gale.

Les vésicules sont de moindre importance, quoique souvent elles soient le seul indice dont on se serve pour établir le diagnostic ; on a cité des exemples de gales où elles manquaient, et on sait qu'elles peuvent persister quelquefois longtemps après la destruction du parasite.

Le sillon seul suffit pour constater la maladie ; l'extraction du sarcopte prouve qu'on n'a pas pris pour un sillon une simple déchirure de l'épiderme, et confirme, s'il est nécessaire, l'exactitude du diagnostic.

Pour découvrir le sillon, il n'est nullement besoin, comme on l'a dit, d'instruments d'optique ; le sillon est parfaitement visible à l'œil nu.

Il faut seulement bien connaître les endroits où il est le plus ordinairement, et savoir que chez certains individus, à cause de leur profession, on n'en trouve pas sur les mains ni au poignet ; qu'alors il faut examiner les autres parties du corps, et surtout le pénis, sur lequel il se trouve très-fréquemment lorsque, comme cela arrive dans le plus grand nombre des cas, la maladie a été contractée en couchant avec une personne infectée, qu'il y ait eu ou non des rapports sexuels.

Le sillon ressemble le plus souvent, comme l'a fort bien dit M. Cazenave, à la trace que laisserait une épingle promenée légèrement sur notre épiderme ; mais il ne faut pas oublier les nombreuses modifications que lui impriment la durée et le siége de la maladie et les différentes professions des gens sur lesquels on l'observe.

De ce que j'ai dit tout à l'heure qu'il n'y avait pas de gales sans sillons, il ne faut pas croire que toujours ces sillons soient en grand nombre et faciles à découvrir.

Quelquefois l'éruption est assez confluente pour masquer le sillon et rendre sa recherche difficile, pour ne pas dire impossible. Quelquefois aussi, surtout dans les premiers temps de la maladie, les sillons sont très-peu nombreux et très-courts ; dans ces deux cas, il faut une certaine habitude pour les trouver.

Cela n'empêche pas de reconnaître la gale, et les médecins pour lesquels le sillon est le seul signe pathognomique de l'affection, diagnostiquent souvent la gale à distance, par l'aspect et le siége de l'éruption.

C'est qu'en effet, comme le dit mon honorable maître, M. Cazenave, en dehors du sillon il y a dans la gale une éruption vésiculeuse, à physionomie particulière, qui permettait à Alibert et à Biett de diagnostiquer cette maladie aussi sûrement qu'on le fait maintenant, d'après l'inspection du sillon.

Mais, je le répète, malgré les caractères propres à la vésicule de la gale, je ne lui attribue dans le diagnostic qu'une importance secondaire, parce que son existence n'est pas constante pendant toute la durée de la maladie.

Ces vésicules, par la malpropreté, par l'action des ongles et le frottement des vêtements, s'enflamment souvent et se transforment en véritables pustules ; de nombreuses papules de prurigo couvrent aussi une grande partie du corps, surtout les avant-bras, le ventre, et la partie supérieure et interne des cuisses. Ces différentes formes éruptives, en changeant l'aspect de la maladie, peuvent induire le médecin en erreur ; mais la confluence de l'éruption aux lieux d'élection de la gale, la démangeaison augmentée par le séjour au lit, et l'approche du feu, sont autant de signes qui la feront facilement reconnaître.

La gale peut avoir été le point de départ de ces différentes éruptions, et ne plus exister par suite d'un traitement parasiticide. Dans ce cas, c'est l'absence du sillon qui indiquera que la maladie n'est plus contagieuse, et que, par conséquent, la gale a disparu.

Nous allons examiner les principaux caractères qui différencient la gale de quelques affections cutanées, avec lesquelles on peut la confondre.

Lorsque la gale, au début par exemple, est caractérisée par une simple éruption vésiculeuse, elle peut être prise pour de l'eczéma simple.

Dans ces deux affections cependant, les vésicules sont différentes.

Dans la gale, elles sont isolées, en petit nombre, assez volumi-neuses, blanches au sommet, sans base inflammatoire, siégeant surtout dans les espaces interdigitaux, au poignet, à l'avant-bras, dans le sens de la flexion.

Dans l'eczéma, les vésicules sont groupées, en plus grand nom-bre, plus petites, à sommet aplati, souvent enflammées à la base, siégeant partout, et aussi bien dans le sens de l'extension des mem-bres que dans celui de la flexion.

Le prurit, dans la gale, est intermittent, et s'augmente par la chaleur; dans l'eczéma, le prurit est égal, et jamais aussi violent que dans la gale.

Lorsque les vésicules de la gale se dessèchent, elles forment de petites croûtes isolées, grisâtres, qui se détachent facilement.

Dans l'eczéma, les vésicules étant rapprochées les unes des autres, elles se confondent par la dessiccation, et forment des lamelles jaunes, peu consistantes.

De ces deux affections, la gale est la seule contagieuse.

Le prurigo, qui complique habituellement la gale, peut exister sans elle, et est quelquefois pris pour elle.

Dans le prurigo, l'éruption est papuleuse et non vésiculeuse; le prurigo n'est pas contagieux: voilà déjà deux caractères qui le dis-tingueront de la gale. D'ailleurs le siége de l'éruption diffère aussi. Le prurigo se rencontre le plus souvent chez les vieillards; la gale, chez les adultes. Il siége de préférence sar les bras, dans le sens de l'extension, sur les épaules, sur le dos et les cuisses.

Lorsque les ongles ont déchiré ces papules, elles offrent à leur sommet un petit point noir, résultant d'une gouttelette de sang desséché, et non pas cette petite croûte gris jaunâtre que l'on voit sur les vésicules desséchées de la gale. Le prurit est très-violent dans les deux maladies, mais il paraît l'être davantage dans le prurigo, et il s'accompagne quelquefois de fourmillements intolérables.

Une autre affection papuleuse a été aussi quelquefois prise pour la gale : c'est le lichen simple. Il faut de la bonne volonté pour commettre cette erreur, car même lorsqu'il existe aux mains, il a un aspect particulier; ce sont des papules agglomérées, envahissant la face dorsale de la main, et respectant au contraire le lieu habituel d'élection de la gale. La démangeaison reste toujours bornée aux endroits couverts par l'éruption. Le lichen n'est pas non plus contagieux.

L'ecthyma complique souvent la gale, et peut aussi quelquefois être prise pour elle; c'est une maladie pustuleuse, qui doit faire songer à rechercher la gale chez les gens qui en sont atteints, surtout lorsqu'elle occupe les mains et les avant-bras.

Chacune de ces maladies peut exister sur le même individu en même temps que la gale; il faut alors chercher le sillon pour être certain de cette complication.

Les gales partielles ont été observées très-rarement; je ne dirai rien de particulier de leur diagnostic, qui du reste repose, comme dans la gale ordinaire, sur le sillon.

6° PRONOSTIC.

La gale est une maladie sans gravité, qui guérit en très-peu de temps par un traitement parasiticide.

On peut dire, tellement les exceptions sont rares, que jamais elle ne guérit spontanément. Je pourrais cependant citer un exemple de ce mode de terminaison chez un enfant qui, ayant la gale, fut pris de la petite vérole ; l'éruption variolique fut très-confluente, et modifia la peau du malade au point que les sarcoptes et les œufs furent détruits, et que la gale ne reparut pas après la guérison de la variole.

Les éruptions qui compliquent parfois la gale peuvent acquérir une certaine gravité et prolonger la maladie au delà de sa durée ordinaire, mais elles ne déterminent jamais la mort. De ces complications, l'ecthyma est la plus rebelle, surtout chez les enfants et les vieillards.

M. Hardy cite cependant un vieillard de 72 ans, atteint de la gale, chez lequel l'ecthyma prit un caractère gangréneux et causa la mort.

La gale, étant une maladie localisée à la peau, ne compromet nullement la santé générale ; les galeux se portent très-bien, et lorsque, par un traitement quelconque, on les débarrasse de la gale, on ne les expose jamais à ces métastases, à ces accidents, que les anciens auteurs considéraient comme la conséquence de la disparition de l'éruption.

Toutes ces expressions de *gale rentrée,* de *gale passée dans le sang,* de *gale qui revient,* de *dépôt de gale,* qui ont cours surtout dans les classes inférieures de la société, sont dénuées de sens, et l'on ne doit pas s'étonner du succès avec lequel quelques charlatans guérissent ces prétendues maladies.

Ainsi donc, une fois guérie, la gale ne peut se déclarer de nouveau sans une nouvelle infection.

Les seuls accidents que peut déterminer la gale (à part quelques abcès et quelques engorgements ganglionnaires, qui peuvent survenir chez certains malades par suite de la violence de l'éruption) sont quelquefois, en augmentant la susceptibilité de la peau, de favoriser le développement de certaines éruptions soit lichénoïdes, soit eczémateuses ; mais de ce que M. Devergie a observé qu'un grand nombre de gens, atteints de maladies diverses de la peau, avaient eu antérieurement la gale, on aurait tort de conclure avec lui que c'est à cette gale anciennement contractée qu'il faut toujours attribuer ces nouvelles affections cutanées.

7° TRAITEMENT.

Je ne ferai pas l'énumération des nombreux traitements employés à guérir la gale.

Cette maladie a été attribuée à tant de causes, que l'on conçoit facilement qu'un grand nombre de moyens curatifs aient été tour à tour mis en usage pour la traiter. Tant que l'on a cru la gale produite par l'acrimonie de nos humeurs, l'altération de la lymphe, ou une cause interne quelconque, c'était en administrant des médicaments à l'intérieur que l'on pensait modifier la constitution des galeux et amener leur guérison ; à l'exemple d'Hoffmann, « on plaçait les remèdes externes au dernier rang, et l'on commençait par corriger, par des remèdes internes, la masse du sang et des humeurs qui était visqueuse, âcre et corrompue. »

Maintenant que l'on sait que la maladie est tout entière à la peau et qu'elle est déterminée par la présence d'un parasite, le traitement par la saignée, les purgatifs, etc., est complétement abandonné, et les moyens externes sont seuls employés.

Quelques médecins cependant, faisant exception à la règle générale, ordonnent encore aux galeux des médicaments à l'intérieur, non pour guérir les complications qui quelquefois accompagnent la gale, mais pour combattre la maladie elle-même.

Dans l'impossibilité d'extraire tous les sarcoptes qui couvrent un galeux, comme font les vieilles femmes de la Corse, ou comme l'ont fait exceptionnellement quelques médecins (Renucci, J. Adams), on a expérimenté un grand nombre de substances destinées à amener rapidement la mort du parasite. Quelques-unes ont produit ce résultat avec une très-grande rapidité, mais l'action fâcheuse qu'elles avaient sur la peau n'a pas permis de les utiliser ; on a eu, recours à des moyens plus lents et moins énergiques, mais dont l'emploi n'avait pas cet inconvénient.

Diverses pommades, diverses lotions, ont été tour à tour préconisées.

Un médecin militaire, Helmerich, a donné son nom à une pommade, qui est sans contredit celle qui est le plus généralement employée ; voici sa composition : soufre sublimé, 2 parties ; sous-carbonate de potasse, 1 partie ; axonge, 8 parties.

Comment agit cette pommade ? Les avis sont très-partagés. Pour les uns, le soufre est un parasiticide par excellence, et le sous-carbonate de potasse est sans effet ; pour les autres, c'est le contraire. Voici ce qu'écrivait tout récemment un savant dermatologiste, J.-H. Bennett, d'Édimbourg. « On a beaucoup vanté la pommade d'Helmerich ; j'ai constaté par des expériences multipliées que le soufre n'est pas la partie active de cette préparation, et qu'elle ne doit ses propriétés qu'à l'axonge et au sous-carbonate de potasse qu'elle contient ; car on guérit parfaitement la gale avec des frictions de savon noir ou simplement des onctions de saindoux. »

Ces opinions contradictoires ont fait naturellement penser que la guérison dépendait plutôt du mode d'emploi, que des substances qui entraient dans la composition de cette pommade ; on a emprunté à Helmerich le médicament, mais on n'a pas tenu compte de la manière dont il l'administrait. Voici son traitement.

« Au mois de juin 1812, le 125ᵉ régiment de ligne, en cantonnement dans la 31ᵉ division militaire, reçut l'ordre de partir pour l'armée ; lorsque tous les postes furent relevés, M. Helmerich, chirurgien-major de ce régiment, s'aperçut que parmi les militaires qui rentraient à la caserne, il y en avait plus de 200 qui se trouvaient atteints de gale simple.

« M. Helmerich promit au colonel de les guérir avant le départ dans l'infirmerie régimentaire, s'il pouvait se procurer un nombre suffisant de baignoires..... La veille du jour où devaient s'administrer les frictions, les militaires désignés pour le traitement commencèrent par prendre un bain qui avait pour but de laver la peau et de la préparer à l'action de la pommade. Pour cet effet, il leur fut distribué du savon vert, avec lequel il se frottèrent vigoureusement, et pendant une demi-heure, toutes les parties du corps. Chaque militaire se fit aider par son camarade pour se nettoyer les reins et les épaules, et ils prirent ainsi un véritable bain de propreté peu ordinaire. Le lendemain de cet acte préparatoire, vers quatre heures du matin, chaque galeux, tout nu, procéda à la première friction avec une once d'un onguent verdâtre qui sentait le soufre. Cette friction se fit, comme celle de la veille, avec le savon vert; elle eut lieu, pendant une demi-heure, ur toute la surface du corps, et pour l'exécuter d'une manière complète, les militaires, deux à deux, s'entr'aidèrent mutuellement. Après cette première opération, les galeux allèrent se reposer sur leur lit; on leur distribua leurs vivres ordinaires, il ne fut prescrit aucune tisane ni aucun remède interne, la maladie étant regardée comme une simple affection de la peau (M. Helmerich avait adopté l'opinion de ceux qui pensent que la gale est due à des cirons (*acarus scabiei*, Linné). Six heures après, ils recommencèrent cette même opération avec une semblable quantité de pommade : on eut soin de retenir ces soldats dans l'infirmerie en les empêchant d'aller prendre l'air dehors, et vers quatre heures du soir ils firent leur troisième friction. Enfin ils en firent une quatième vers dix heures, et terminèrent ainsi leur traitement avec quatre onces d'onguent, pris dans l'espace de dix-huit heures, par frictions d'une once, exécutée de six heures en six heures. Le lendemain matin, ils se nettoyèrent tout le corps avec du savon vert, et finirent ainsi comme ils avaient commencé, par un bain de propreté si énergique qu'il pouvait être encore regardé comme une friction supplémentaire. » (Extrait du *Journal de médecine*, janvier 1813; mémoire de M. Burdin, communiqué par le professeur Percy.)

Les frictions générales ont été employées pour la première fois à l'hôpital Saint-Louis par M. Bazin en 1850, et depuis ce temps, elles sont adoptées comme le moyen parasiticide le plus efficace.

Avant cette époque, suivant l'exemple de Biett, M. Cazenave se contentait de faire frictionner avec la pommade d'Helmerich les parties qui sont ordinairement le siége de la gale. Ces frictions partielles suffisaient le plus ordinairement pour guérir le malade au bout de huit ou dix jours de traitement; mais parfois la guérison se faisait attendre plus longtemps, parce que des parties saines en apparence renfermaient des sillons que la pommade avait épargnés.

A Vienne, M. Hebra obtient un grand nombre de guérisons en se contentant de faire frictionner les pieds et les mains des galeux avec l'onguent Wilkinson, dont voici la formule :

℞ Terre de craie............... 120 grammes.
Soufre commun............ } āā 180 —
Poix liquide.............. }
Savon domestique.......... } āā 500. —
Axonge................. }

F. s. a. pommade.

En Angleterre, depuis longtemps la pommade d'Helmerich et les frictions générales avec le savon vert sont employées pour guérir la gale.

Green, dans *Diseases of the skin*, publié à Londres en 1835, rapporte ce traitement en entier et l'appelle *traitement d'Abernethy*.

Il recommande de frictionner vigoureusement (*thoroughly*) le malade tout entier, la tête exceptée, avec la pommade sulfuro-acaline.

« Cette méthode, nous dit-il, est une des plus sûres pour attaquer la gale, mais elle est loin d'être agréable, et beaucoup de personnes dans les rangs élevés de la société montrent pour elle une insurmontable répugnance. »

La pommade d'Helmerich a l'inconvénient de tacher le linge ; aussi M. Cazenave avait proposé pour la remplacer plusieurs lotions parasiticides d'un emploi agréable, et que nous indiquerons tout à l'heure.

M. Bazin était chargé en 1850 du service des galeux à l'hôpital Saint-Louis, lorsqu'un ouvrier, du nom de Bajard, vint lui proposer une pommade avec laquelle il se faisait fort de guérir la gale en peu de jours, à la condition toutefois d'en frictionner *tout le corps*.

Cette pommade, composée de poudre de chasse, de soufre et d'axonge, ne parut pas à M. Bazin posséder de bien merveilleuses vertus, et il se demanda si ce n'était pas plutôt dans la manière de l'employer que consistait le mérite de cette préparation.

L'honorable médecin expérimenta différentes pommades, en fit frictionner plusieurs malades de la tête aux pieds, et les guérit en deux ou trois jours; dès lors, laissant de côté la pommade de Bajard, il continua à se servir de celle d'Helmerich, seulement il l'employa en frictions générales, et réduisit la durée du traitement à deux jours.

M. Hardy, qui succéda à M. Bazin, ne garda plus les galeux que vingt-quatre heures dans son service, puis une journée, et enfin les traita sans les admettre dans l'hôpital. Aujourd'hui M. Hardy a réduit à deux heures la durée du traitement.

Voici comment il procède :

Le malade, dépouillé de ses vêtements, est frictionné pendant une demi-heure avec du savon noir (préparation inutile d'après M. Bazin), afin de nettoyer la peau, de ramollir l'épiderme et rompre les sillons; puis il prend un bain d'une heure, pendant lequel il se savonne dans la même intention; en sortant, nouvelle friction d'une demi-heure avec la pommade sulfuro-alcaline, qui détruit les sarcoptes et les œufs dans les sillons déchirés et ouverts. Le malade doit avoir la précaution de ne pas s'essuyer et de rester ainsi revêtu de la couche de pommade sous ses vêtements, jusqu'au soir.

Lorsque ce traitement a été bien fait, on ne doit plus trouver de sarcoptes vivants, les sillons ayant été ouverts par les frictions; la maladie n'est donc plus contagieuse, seulement l'éruption ne disparait pas toujours rapidement. Les frictions rudes aggravent même quelquefois l'état de la peau, et donnent lieu, chez quelques gens irritables, à de nouveaux accidents cutanés.

Dans la gale à éruption discrète, le traitement de M. Hardy est très-avantageux ; mais, lorsque l'éruption est confluente, comme cela arrive lorsque la maladie date de longtemps ; quand elle se complique de nombreuses pustules et parfois même de véritables bulles; dans ces cas alors il n'est pas immédiatement applicable, M. Hardy lui-même commence par améliorer l'état du malade par des bains émollients, avant de le soumettre à la friction rude.

Chez les enfants, ce traitement irrite la peau et y détermine une inflammation plus ou moins vive. M. Bouvier, après l'avoir expérimenté à l'hôpital des Enfants, a dû y renoncer. D'après M. Devergie, les médecins de Saint-Lazare ont dû cesser de soumettre aux frictions rudes les filles publiques galeuses, à cause des éruptions secondaires qu'elles développaient.

Dans le monde, peu de personnes se résignent à ce traitement, et en préfèrent un moins rapide et en même temps moins désagréable.

La friction avec la pommade d'Helmerich tache non-seulement le linge, mais encore laisse une odeur désagréable qui ne permet pas de se servir de cette pommade en secret, de sorte que beaucoup de gens aiment mieux se traiter quelques jours de plus, que de révéler ainsi qu'ils ont la gale.

Le traitement de M. Hardy guérit un grand nombre de galeux; mais, comme il se fait en dehors de l'hôpital, il n'y a pas de moyen de constatation qui permette de s'assurer qu'il les guérit tous, sans exception.

Lorsque M. Cazenave était chargé du service des galeux à Saint-Louis, il avait essayé de trouver un mode de traitement qui ne présentât pas les inconvénients des frictions, surtout avec la pommade d'Helmerich, et qui, tout en guérissant certainement la maladie, ne fût pas d'un emploi désagréable.

Les lotions lui parurent remplir ce but, et c'est encore à elles que mon honorable maître a recours dans sa pratique pour traiter la gale.

Voici les principales :

> ℞ Thym......................... 60 grammes.
> Eau bouillante................ 1,000 —

Passez et ajoutez :

> Alcool à 32°.............. 200 —

F. s. a.

La moyenne du traitement est de dix à douze jours, deux lotions par jour.

Autre :

> ℞ Iodure de soufre............ 15 grammes.
> Eau........................ 1 litre.

F. s. a.

La moyenne est de huit jours.

M. Cazenave a modifié cette lotion en ajoutant de l'iodure de potassium pour rendre l'iodure de soufre plus soluble, selon la formule suivante :

> ℞ Iodure de soufre............ 6 grammes.
> Iodure de potassium........... 6 —
> Eau........................ 1 litre.

F. s. a.

La moyenne de six à sept jours.

Enfin en voici une dernière dont l'emploi est très-agréable, et qui, à cause de sa bonne odeur, est très-applicable en ville :

> ℞ Essence de menthe.........⎫
> Essence de romarin.........⎪
> Essence de lavande.........⎬ ãã 1 à 2 grammes.
> Essence de citron..........⎪
> Alcool à 32°...............⎭ q. s.
> Infusion légère de thym..... 5 litres.

F. s. a.

La moyenne du traitement est de huit jours.

Les lotions doivent être prolongées le plus possible, et le traitement doit être aidé par des bains simples, pris au moins tous les deux jours, et continués quelque temps après la guérison.

Les frictions déterminent souvent des accidents, des éruptions nouvelles à la peau; les lotions ont aussi quelquefois cet inconvénient.
Avec les premières, c'est ordinairement de l'eczéma ou du lichen
qui se produit; avec les secondes, c'est presque toujours des pustules d'ecthyma.

Je ne donnerai pas d'autres pommades ni d'autres lotions pour
le traitement de la gale; on sait que les formulaires sont remplis de
remèdes contre cette affection. J'indiquerai seulement la préparation suivante, dans laquelle la glycérine remplace l'axonge de la
pommade d'Helmerich :

Gomme adragant..................	1	gramme.
Sous-carbonate de potasse..........	50	—
Soufre...........................	100	—
Essences de lavande, citron, navette,		
girofle, cannelle, de chaque........	1	—
Glycérine........................	200	—

Pour une friction.

Cette formule est de M. Bourguignon, dont voici le traitement :
premier jour, bain savonneux, une friction le soir; un bain simple
le deuxième jour dans la matinée, une nouvelle friction le soir, et
troisième et dernier bain le lendemain.

Les complications de la gale seront traitées d'après les indications
qu'elles présenteront.

Il ne faut pas oublier que les sarcoptes et leurs œufs qui se trouvent ordinairement dans les effets des galeux peuvent devenir une
nouvelle cause de contagion; il faudra donc désinfecter ces vêtements, soit en les passant dans l'eau, soit en les laissant trois ou
quatre jours exposés à l'air, ou mieux encore, comme l'a conseillé
M. Vleminckx, en les soumettant pendant vingt ou trente minutes
à une température de 75 à 80 degrés, qui tue nécessairement les
sarcoptes et leurs œufs.

EXPLICATION DE LA PLANCHE Ire.

Sarcoptes scabiei

(FEMELLE).

Face dorsale.

A. Rostre.
B. Corselet.
C. Abdomen.
a a. Pattes antérieures, partie basilaire.
b b. Pattes antérieures, partie filiforme, terminée par une ventouse.
c c. Tubercules cutanés.
d d. Poils.
e. Appendices cornés canaliculés.
f f. Longue soie terminant les pattes postérieures.
g. Orifice anal.

Face ventrale.

A. Rostre.
B. Corselet.
C. Abdomen.
a a. Pattes antérieures, partie basilaire.
b b. Pattes antérieures, partie filiforme, terminée par une ventouse.
i i. Épimère des pattes antérieures.
j. Apodème sternal.
k. Apodème latéral antérieur.
h. Vulve.
l l. Apodèmes latéraux postérieurs, libres à leur origine.
m m. Épimères des pattes postérieures.
p p. Pattes postérieures, partie basilaire.
f f. Pattes postérieures, partie filiforme.
d d. Poils.

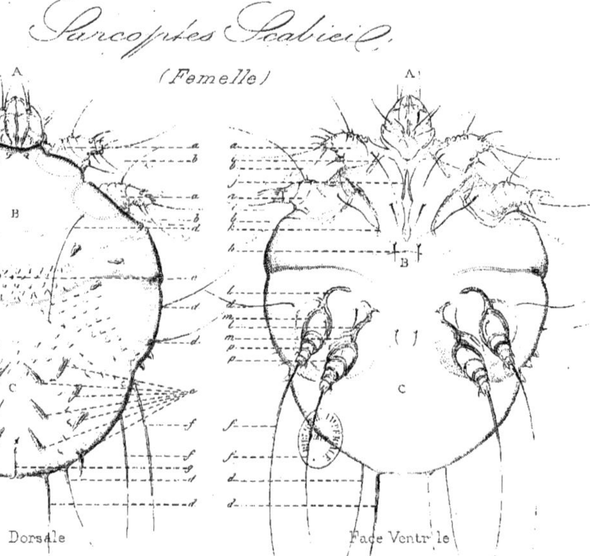

Sarcoptes Scabiei.
(Femelle)
Pl. 1.
A
B
C
Face Dorsale
A
B
C
Face Ventrale

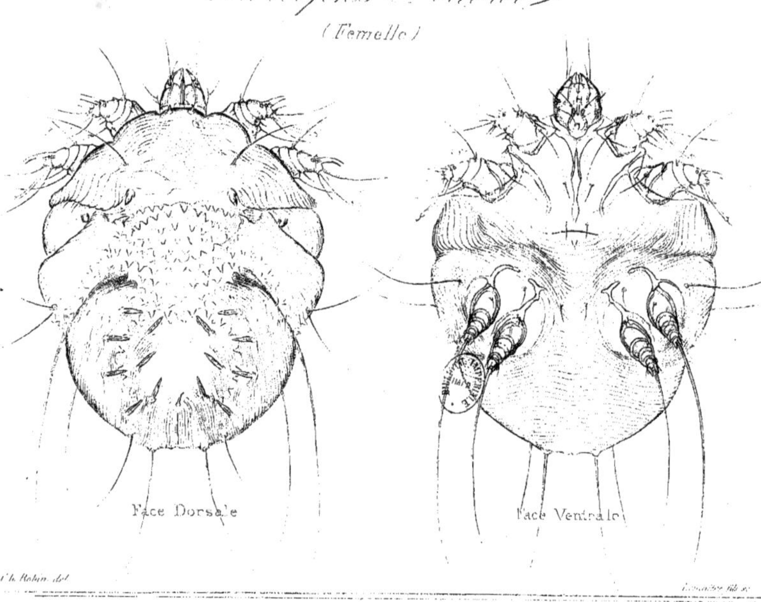
Sarcoptes Scabiei
(Femelle)
Pl. 2.
Face Dorsale
Face Ventrale

EXPLICATION DE LA PLANCHE III.

Sarcoptes scabiei

(MALE).

Face dorsale.

A. Rostre.
B. Corselet.
C. Abdomen.
a a. Pattes antérieures, partie basilaire.
b b. Pattes antérieures, partie filiforme, terminée par une ventouse.
c c. Tubercules cutanés.
d d. Poils.
f. Longue soie terminant la première patte postérieure.
e. Appendices cornés canaliculés.
g. 2ᵉ patte postérieure, partie filiforme terminée par une ventouse.
h. Orifice anal.

Face ventrale.

A. Rostre.
B. Corselet.
C. Abdomen.
a a. Pattes antérieures, partie basilaire.
b b. Pattes antérieures, partie filiforme.
i i. Épimères des pattes antérieures.
j. Apodème sternal.
k. Apodème latéral antérieur.
p p. Pattes postérieures, partie basilaire.
f. Partie filiforme de la 1ʳᵉ paire de pattes postérieures, terminée par une longue soie.
g. Partie filiforme de la 2ᵉ paire de pattes postérieures, terminée par une ventouse.
m m. Épimères des pattes postérieures.
l l. Apodèmes latéraux postérieurs, réunis à leur origine.
t. Apodème médian postérieur, se bifurquant à sa base pour soutenir et envelopper l'appareil sexuel mâle.
n. Appareil sexuel mâle dans les deux positions.
d d. Poils.

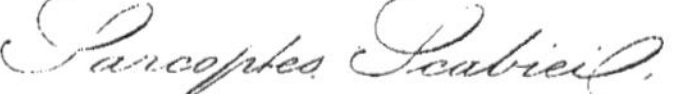

Sarcoptes Scabiei,
(Mâle)
PL. 3.

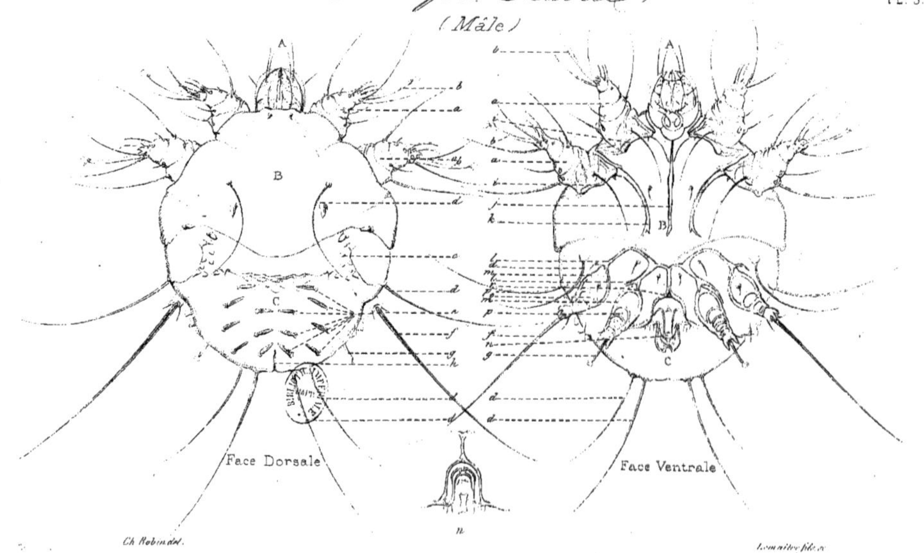

Face Dorsale
Face Ventrale
Ch. Robin del.
Lemaitre fils sc.

Sarcoptes Cabiri
(Mâle)
Pl. 4. 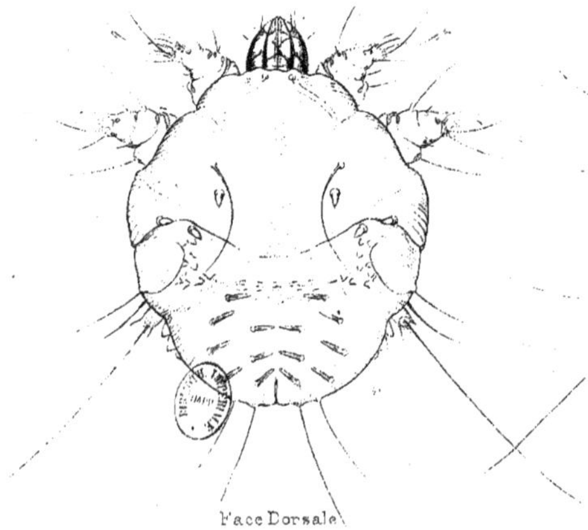
Face Dorsale 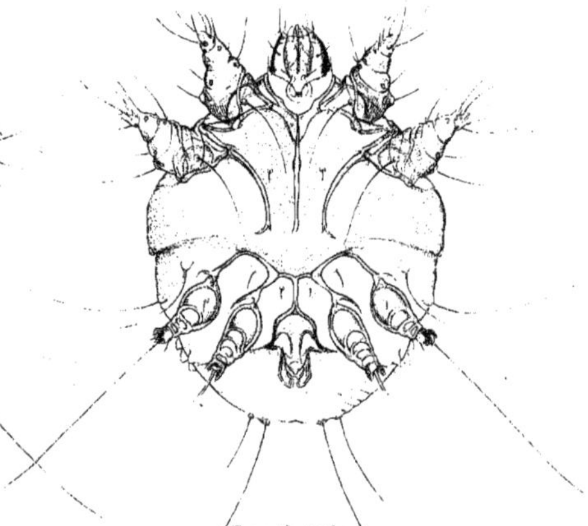
Face Ventrale
Ch. Hahn del.
Lemercier fils

9 782019 281625